| 뇌 | 건 | 강 | 프 | 로 | 젝 | 트 | ③ |

★ ☆

다른 그림찾기 3
한국인의 전통문화

머리말

뇌 기능은 복잡하고 어려운 듯 보이지만 무의식 속에서 유기적으로 잘 작동하고 있습니다.

예를 들어 게임이나 다른 그림 찾기가 단순한 놀이 정도로 생각할 수 있지만 다양한 인지기능을 하면서 뇌가 운동하는 효과가 있습니다. 어려움을 느낀다면 그만큼 뇌 기능이 활성화하는 것입니다.

이 책은 뇌 기능을 활성화하여 시지각 발달과 인지 활동에 도움을 주고자 개발하였습니다.

인지 활동이 가능한 도서와 교구들은 얼마든지 구할 수 있어 본인의 의지에 따라 놀이하듯이 뇌 기능을 향상시킬 수 있습니다.

《다른 그림 찾기 3 - 한국인의 전통문화》는 전통문화 가운데 직업으로 이어지고 있는 문화를 중심으로 표현하였습니다. 전통문화에 대한 기억을 회상하면서 두 그림의 다른 부분을 찾아보십시오. 다른 부분을 찾는 재미와 뇌 자극을 통한 기능향상, 그리고 어린이들과 외국인들에게 한국인의 전통문화를 소개하는 자료가 될 것입니다.

한국인의 전통문화에 대한 두 그림을 서로 비교하여 다른 부분을 찾고, 자신의 과거를 회상하며 그림에 원하는 색상으로 색칠하는 과정에서 뇌 기능 향상에 도움이 된다면 저자로서 큰 보람입니다.

많은 분과 관계도 활성화하고 뇌 기능 프로젝트도 열심히 해서 행복한 하루를 보내시길 바랍니다.

2024년 저자

목차

목차

❶

부럼 깨기

정월대보름(음력 1월 15일) 이른 아침에 한 해 동안의 각종 부스럼을 예방하고 이[齒]를 튼튼하게 하려는 뜻으로 껍질이 딱딱한 견과류인 호두·은행·잣·날밤·땅콩 등을 소리 나게 어금니로 깨무는 풍속을 말합니다. 이때 전통시장 등에서는 견과류가 평소보다 많이 팔린다고 합니다. 아빠의 망치질에 호두가 반으로 갈라졌네요.

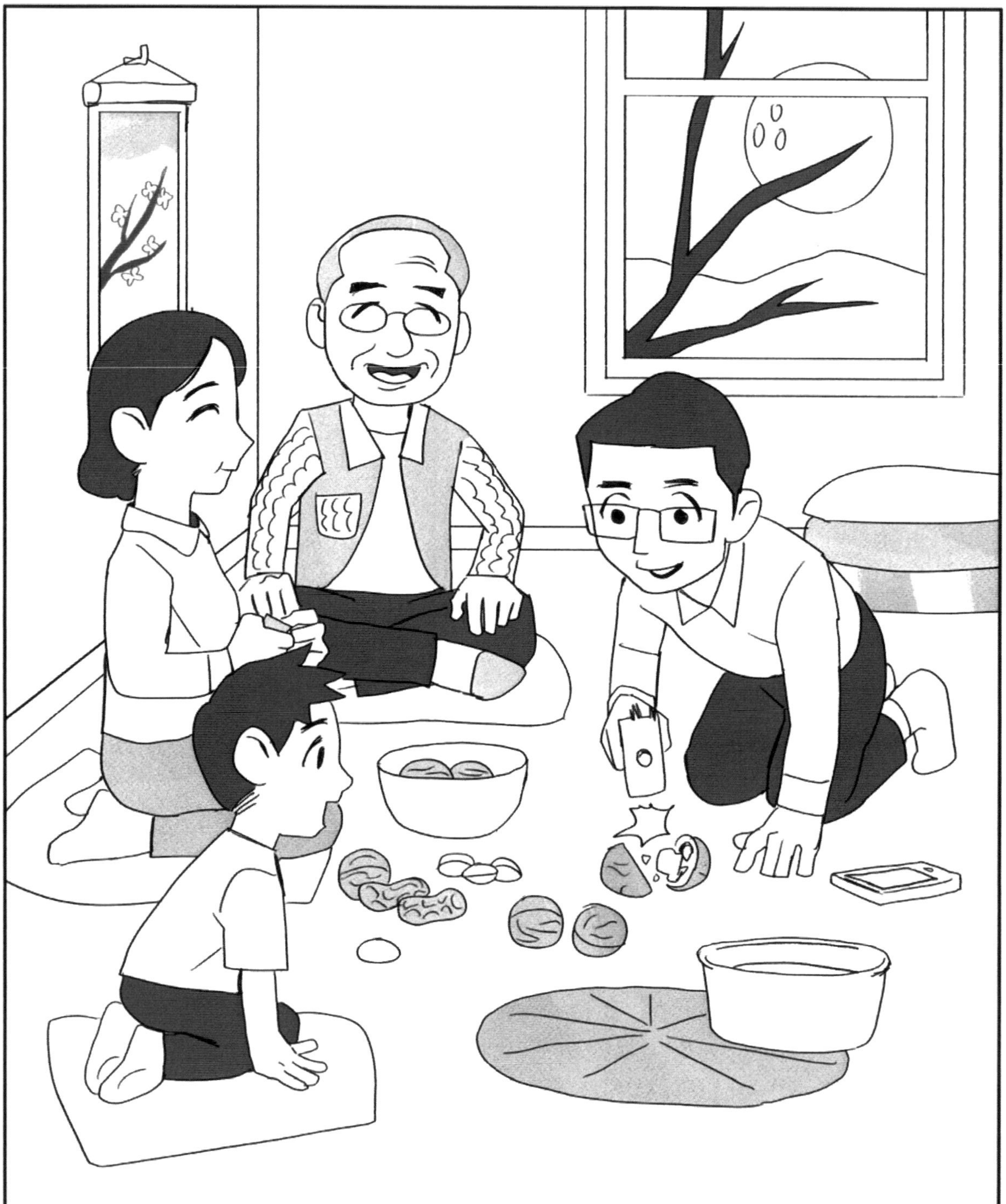

( )년 ( )월 ( )일 (이름 :)

아래 그림은 왼쪽의 그림과 다른 부분이 **7개** 있습니다.
그것을 찾아서 동그라미 표시를 하세요.
다른 그림을 모두 찾은 후에는 왼쪽 그림에 원하는 색을 칠해보세요.

'부럼 깨기'는 언제 할까요?

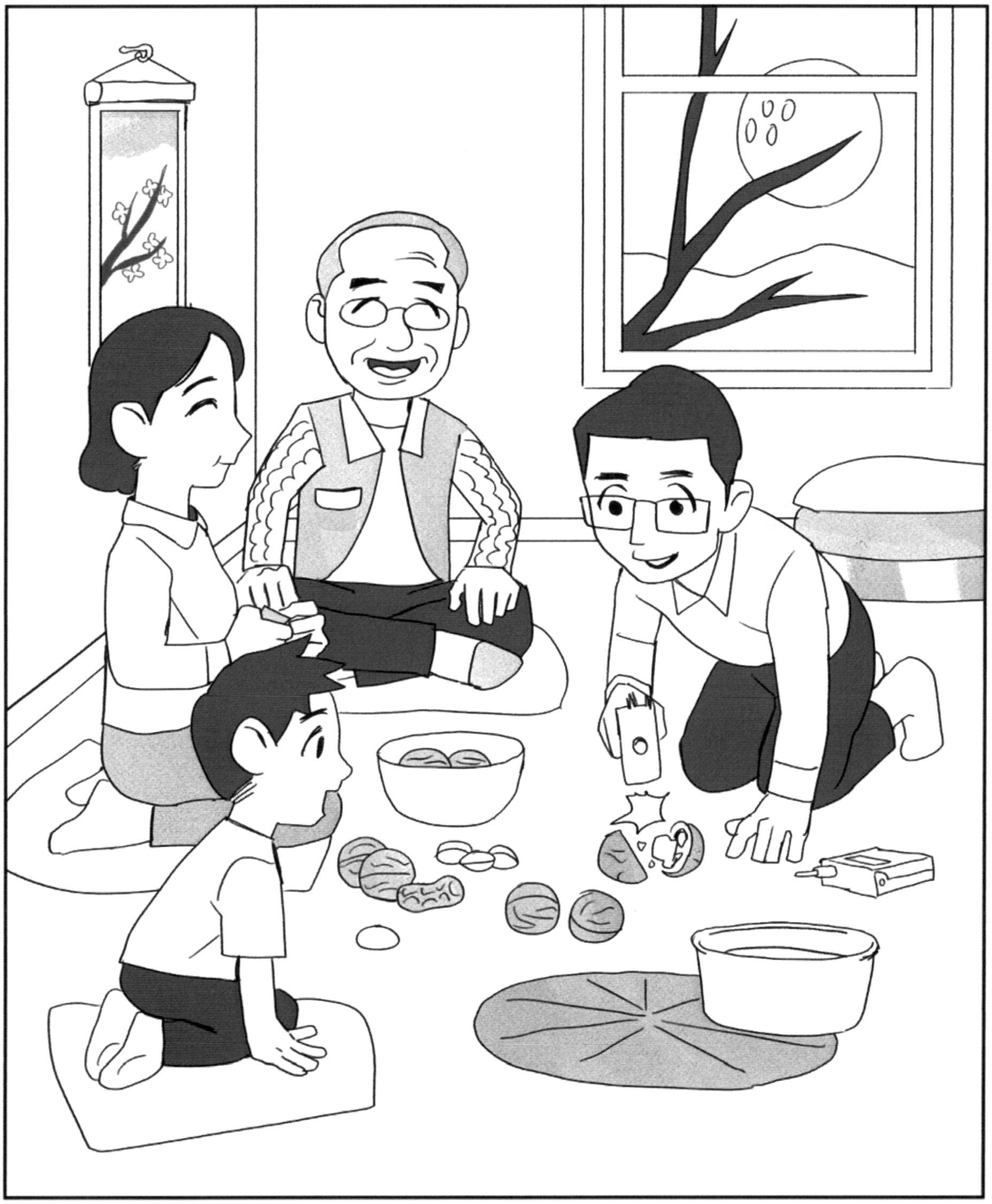

답 정월대보름 이른 아침

2 장유유서

유교 도덕 사상의 기본이 되는 다섯 가지 덕목을 오륜이라고 하는데, 그중 하나로 어른을 공경하고 받드는 오랜 풍습입니다. 마을에서 어른을 뵈었을 때는 두 손을 모으고 공손히 인사를 드립니다. 마을이나 학교, 직장 등에서도 나이가 많은 사람은 직책을 떠나 존경하는 마음으로 대합니다.

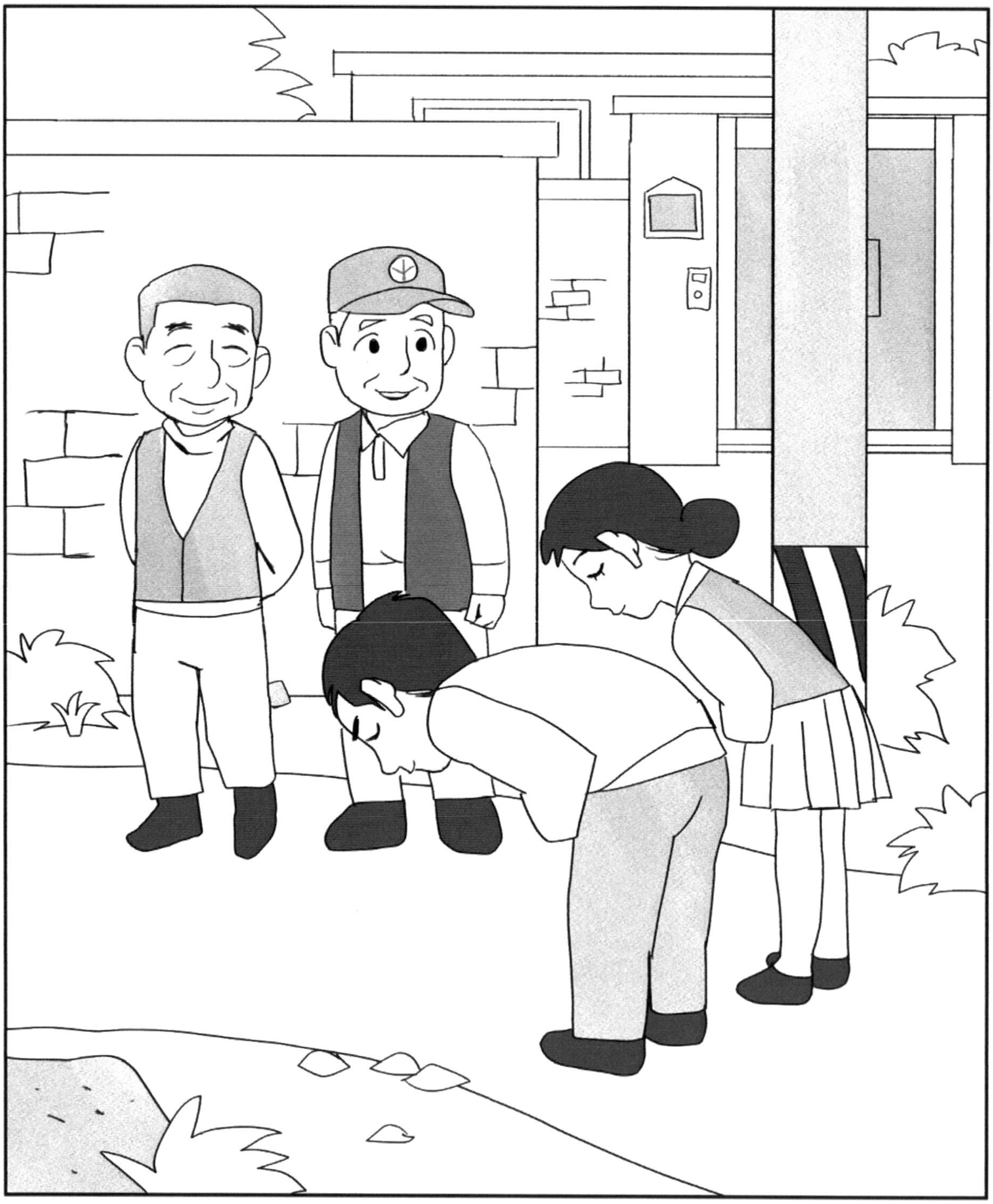

( )년 ( )월 ( )일 (이름 :)

아래 그림은 왼쪽의 그림과 다른 부분이 **7개** 있습니다.
그것을 찾아서 동그라미 표시를 하세요.
다른 그림 찾기가 끝난 후에는 왼쪽 그림에 원하는 색을 칠해보세요.

우리나라에서는 예의를 무척 중요하게 여깁니다. 어른을 공경하고 어린이를 보호하는 것은 오랜 전통으로 지금까지 누구나 잘 지키고 있습니다.

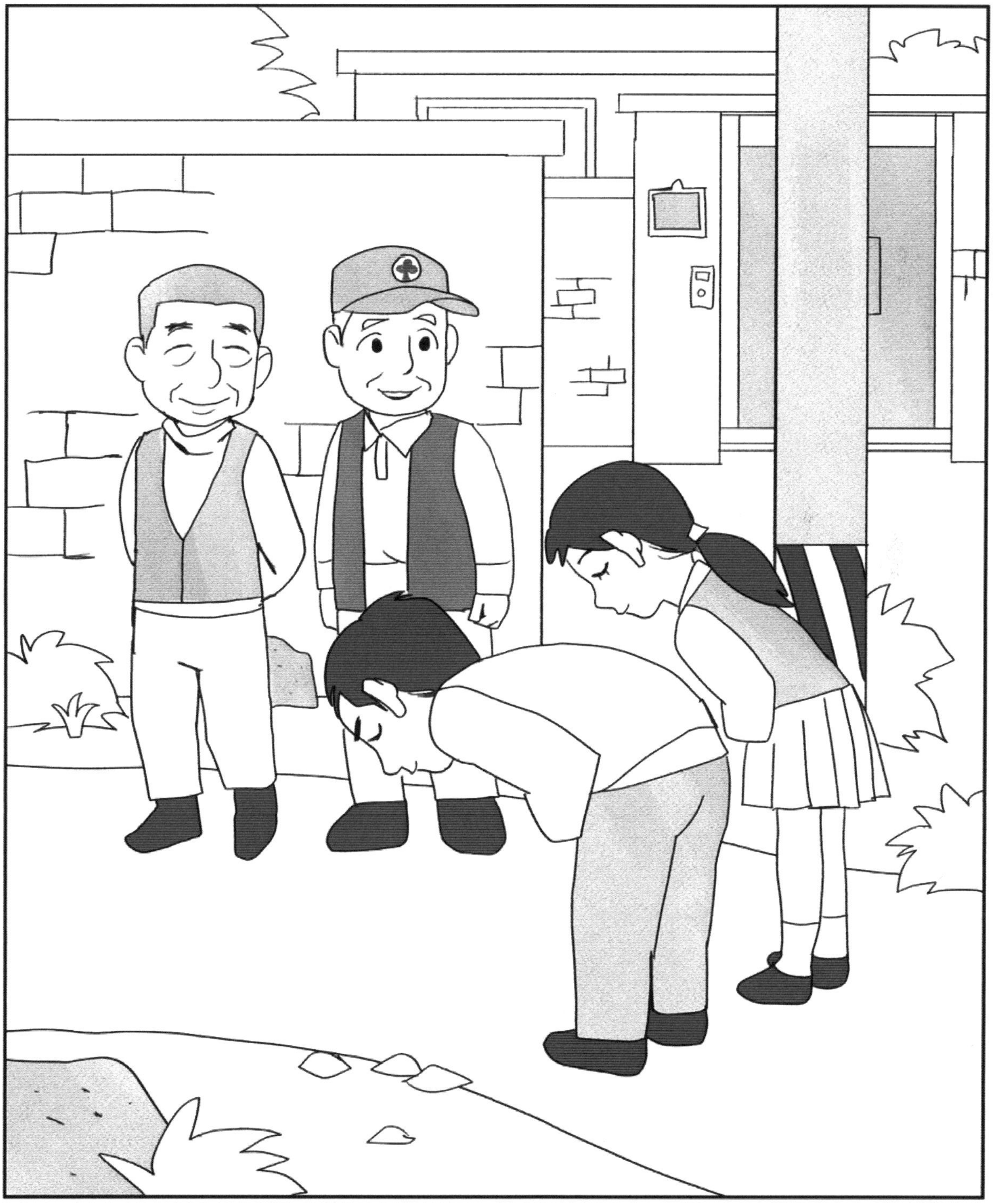

❸ 관례와 계례

우리나라에서는 나이 스물이 되는 성년의 날이면 어른이 된 것을 축하합니다. 과거에는 남자는 상투를 틀고 갓을 쓰는 관례, 여자는 땋은 머리를 풀고 쪽을 찌어 비녀를 꽂는 계례를 하여 성인이 된 것을 축하했습니다. 보통 혼례 전에 하는 예식으로 과거에는 대체로 15~20세에 의식을 치렀습니다.

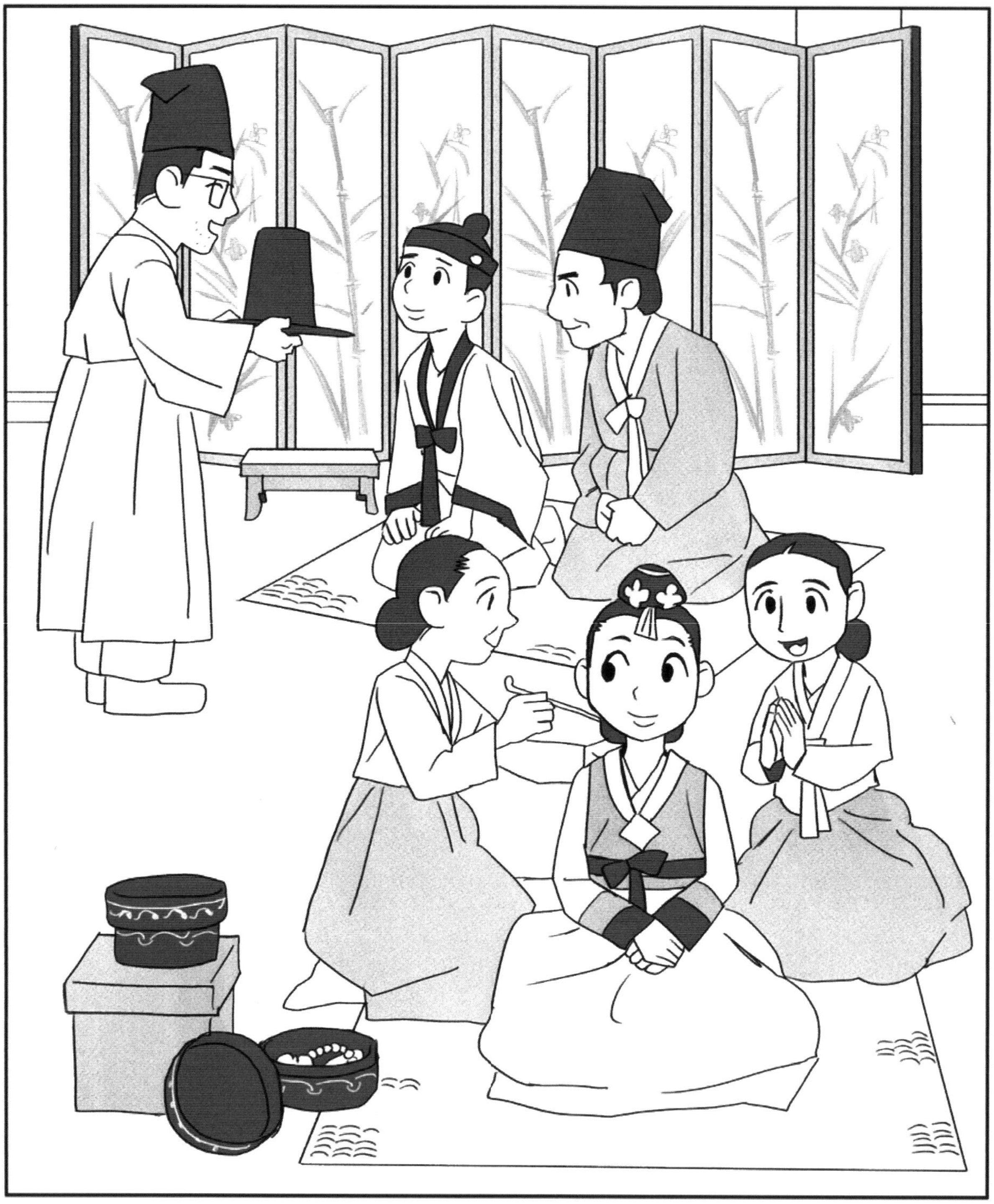

(　　　)년 (　　)월 (　　)일　(이름 :　　　　　　　)

아래 그림은 왼쪽의 그림과 다른 부분이 **7개** 있습니다.
그것을 찾아서 동그라미 표시를 하세요.
다른 그림 찾기가 끝난 후에는 왼쪽 그림에 원하는 색을 칠해보세요.

관례와 계례는 몇 살에 올렸을까요?

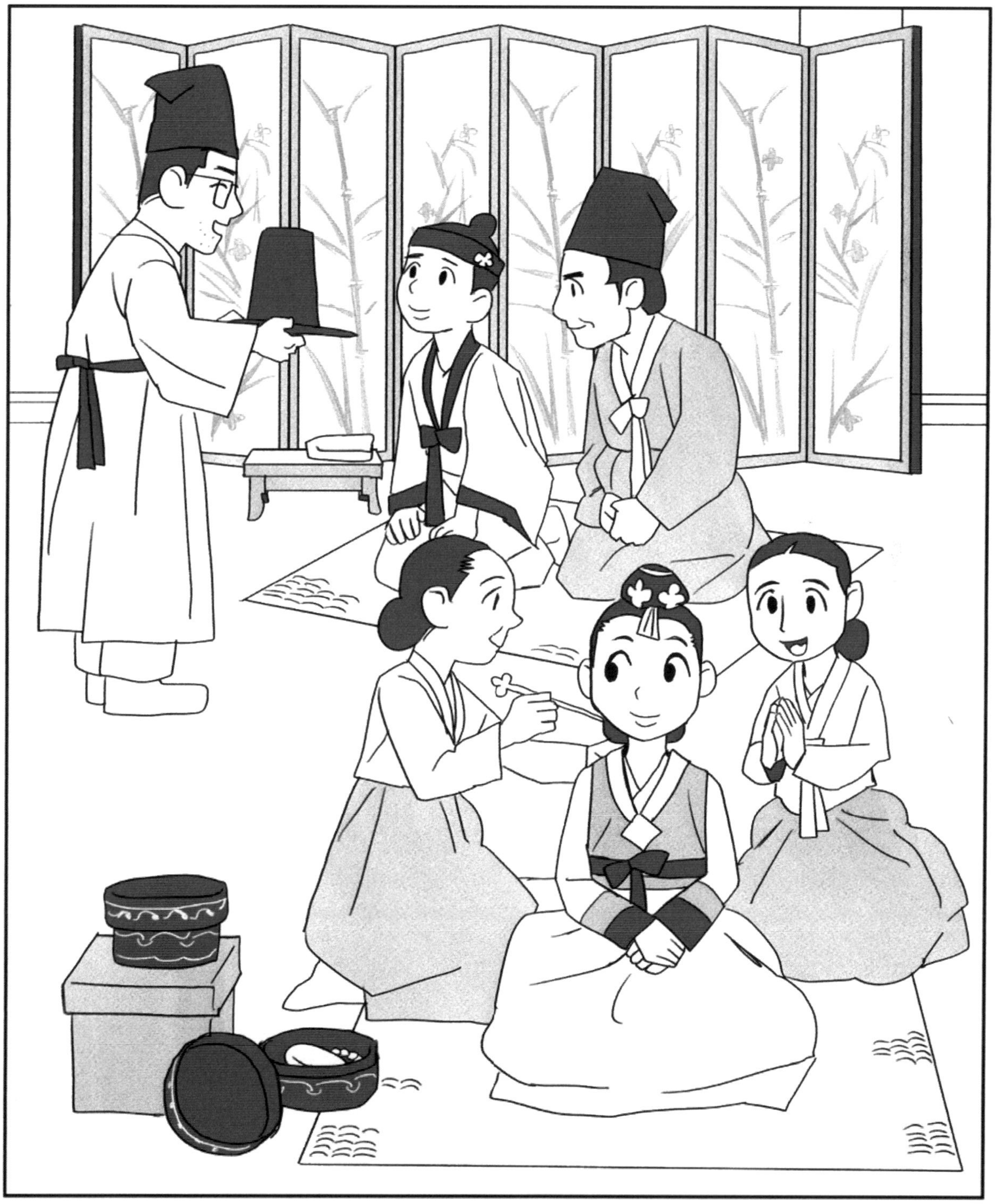

답 보통 15세~20세 사이

❹ 한복

예로부터 내려온 우리 민족 고유의 옷을 말합니다. 아름다운 우리 한복이 요즘은 일상복으로 입기보다는 명절이나 특별한 날이 아니면 입은 모습을 보기 힘듭니다. 그러나 우리나라를 찾는 외국인들이 전통한복을 입고 고궁을 관광하는 모습을 볼 수 있습니다. 설날 한복을 곱게 차려입고 어른들께 세배 다니는 풍습은 아직 이어지고 있습니다.

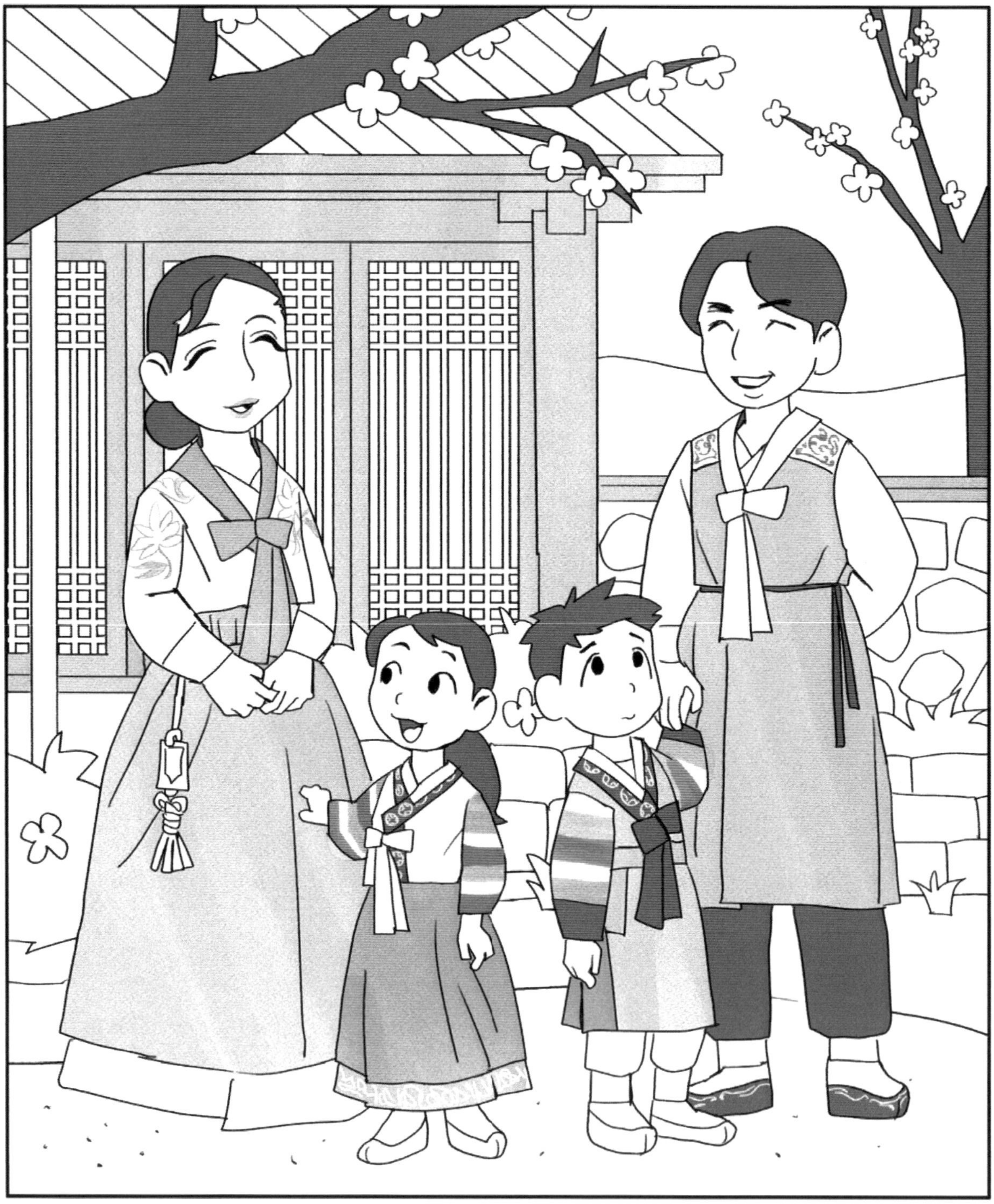

( )년 ( )월 ( )일 (이름:)

아래 그림은 왼쪽의 그림과 다른 부분이 **7개** 있습니다.
그것을 찾아서 동그라미 표시를 하세요.
다른 그림 찾기가 끝난 후에는 왼쪽 그림에 원하는 색을 칠해보세요.

한복에는 어떤 옷들이 있을까요?

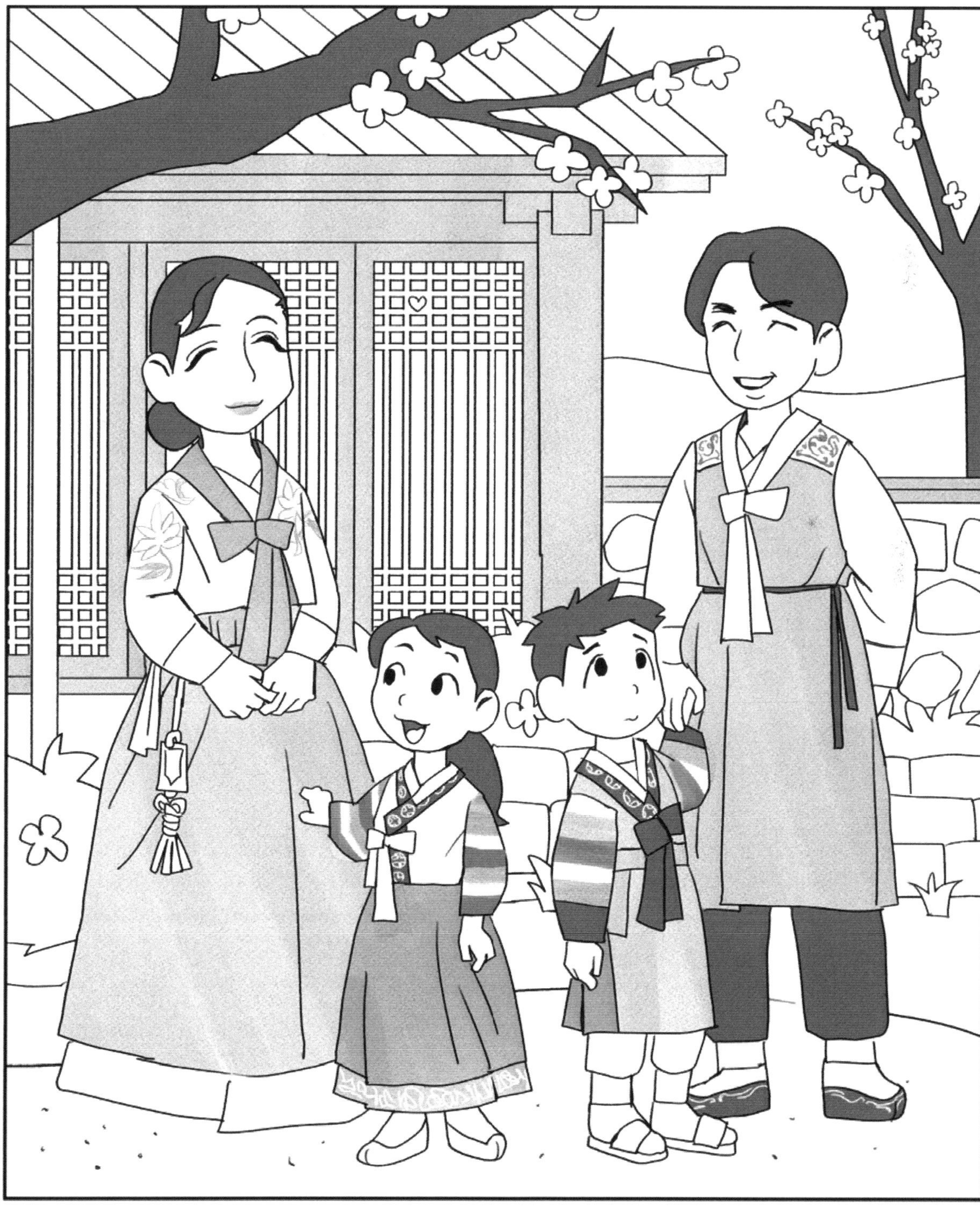

답 바지, 치마, 저고리, 조끼, 마고자, 두루마기, 배자, 버선 등

❺ 나전장

나전칠기는 옻칠을 한 가구에 조개껍질 등으로 장식한 것을 말하고 그것을 만드는 장인을 나전장이라고 합니다. 나전칠기라면 우리나라 사람 누구나 고급스러운 장롱과 문갑을 생각합니다. 과거에는 사대부 집안이 아니면 사용할 수 없었지만 3~4십 년 전에는 어느 집에서든 볼 수 있었습니다. 최근에는 붙박이장이나 현대식 가구에 밀려 보기 어렵게 되었습니다.

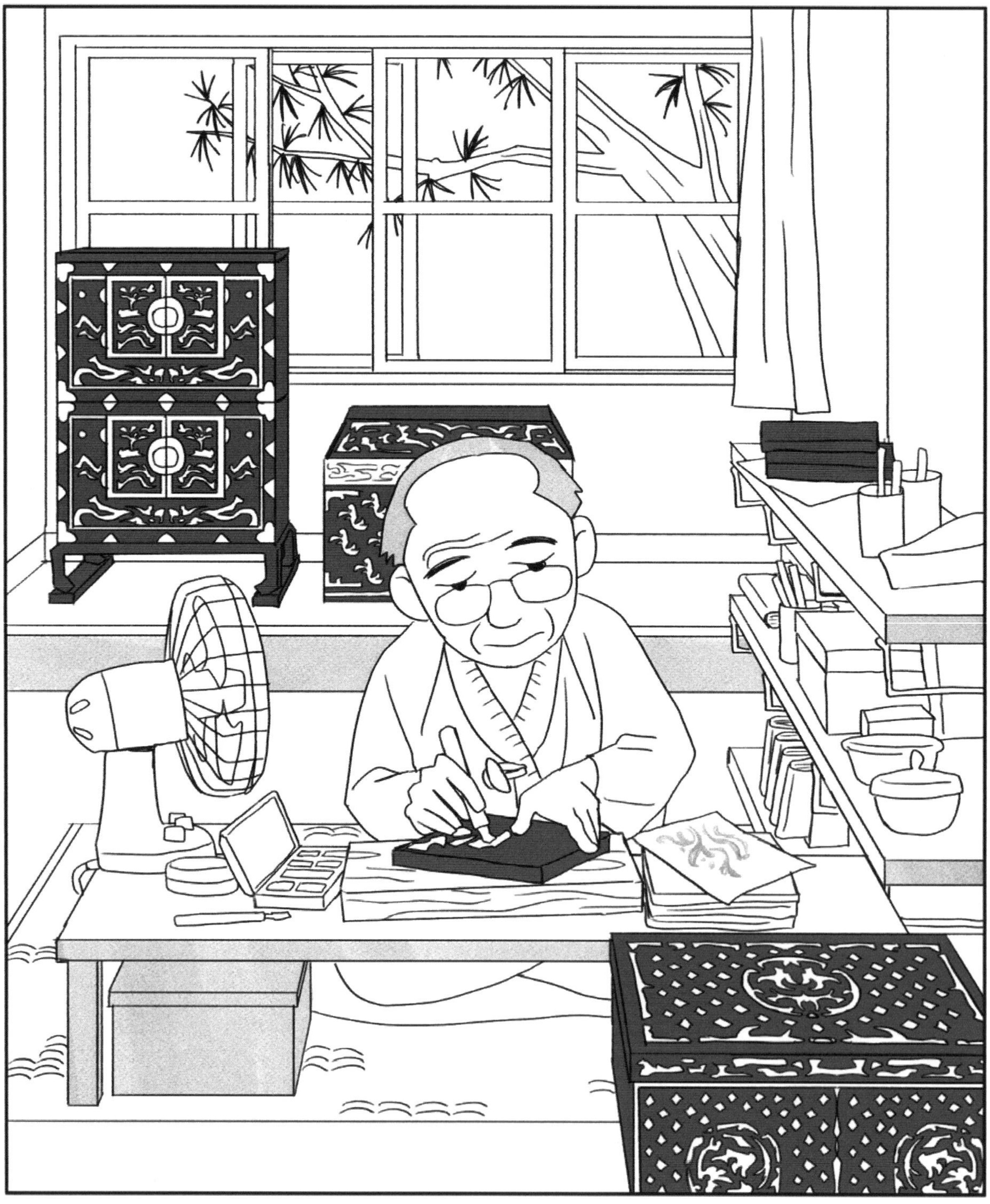

(　　　)년 (　　)월 (　　)일 (이름:　　　　　　)

아래 그림은 왼쪽의 그림과 다른 부분이 **8개** 있습니다.
그것을 찾아서 동그라미 표시를 하세요.
다른 그림 찾기가 끝난 후에는 왼쪽 그림에 원하는 색을 칠해보세요.

나전칠기로 유명한 곳은 어디일까요? 경상남도에서 굴과 전복이 많이 나는 곳으로 나전칠기가 이곳의 특산물이기도 합니다.

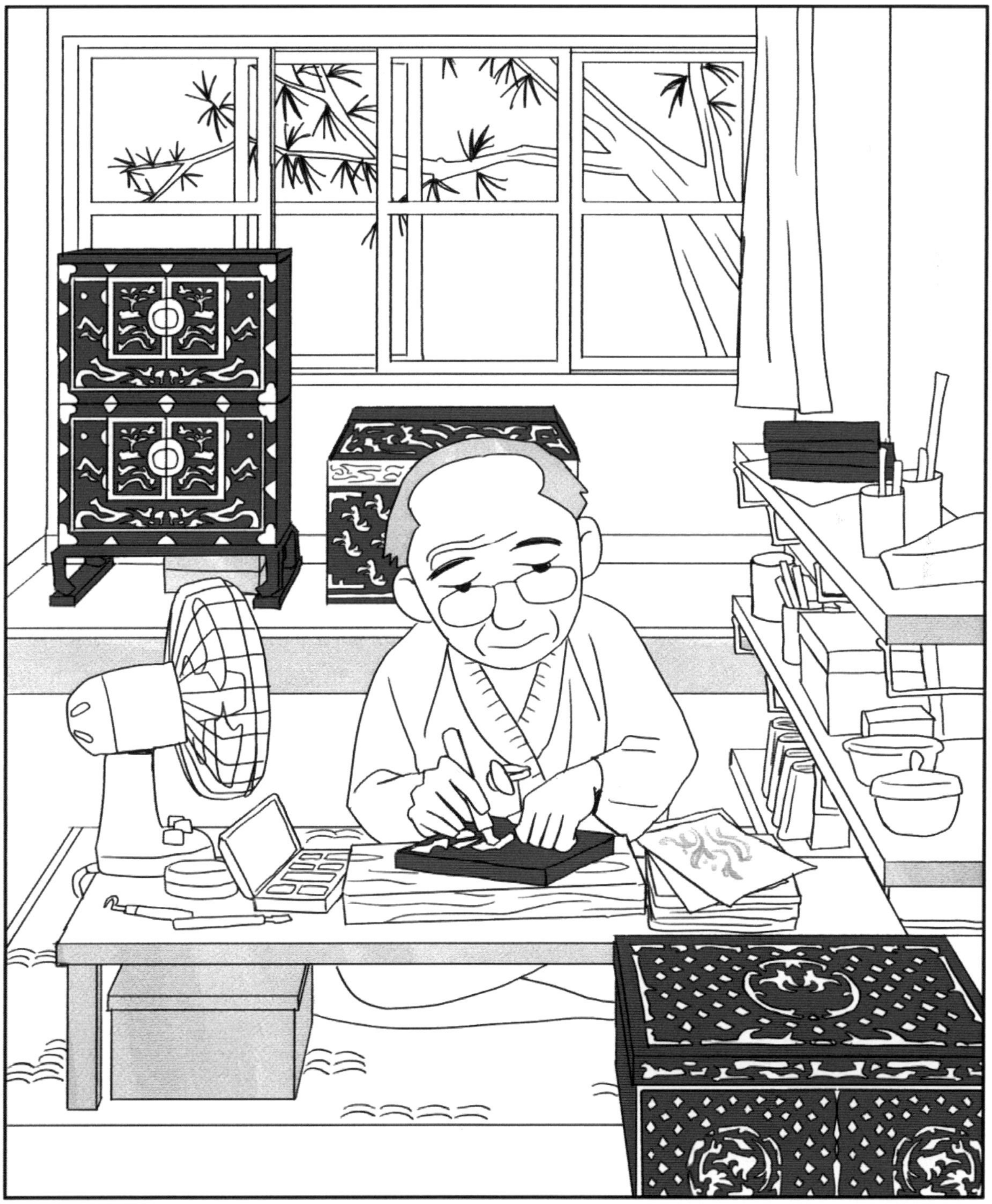

6

소목장

가구나 장식물 등을 만드는 목수를 소목장이라고 합니다. 우리나라는 나무가 많아 나무로 만드는 물건들이 많은데, 옛날 소목장들은 방문이나 선비가 앉아 공부할 때 사용한 책상, 밥상, 찻상 등 나무를 이용해 목기들을 만들었습니다. 대목장과는 달리 소목장들은 아직도 많은 일을 하지만 최근에는 가구를 만드는 재료로 철제나 플라스틱을 사용하고 있어 소목장의 영역이 줄어들고 있습니다.

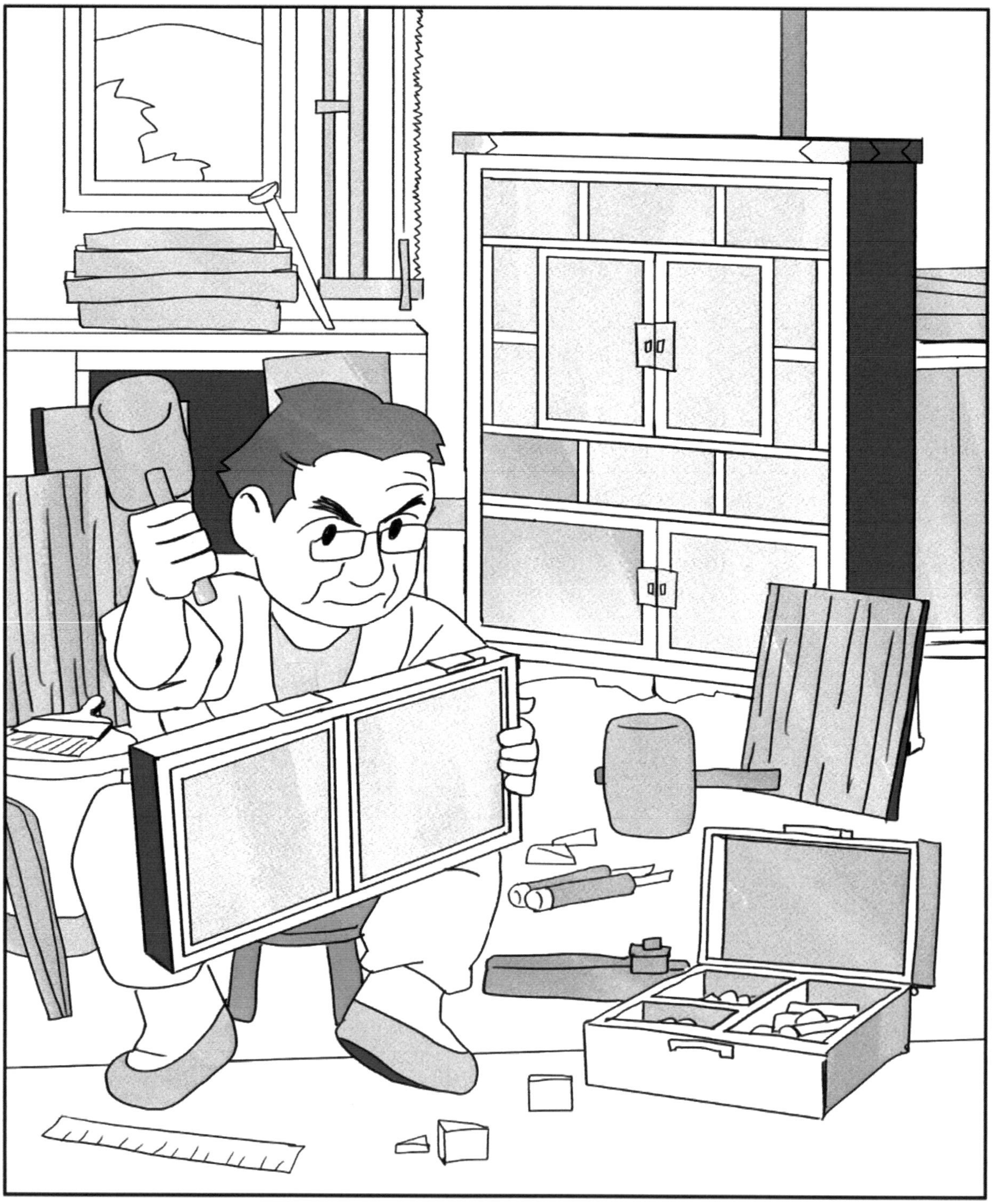

(　　　　)년 (　　)월 (　　)일　(이름 :　　　　　　　　)

아래 그림은 왼쪽의 그림과 다른 부분이 **8개** 있습니다.
그것을 찾아서 동그라미 표시를 하세요.
다른 그림 찾기가 끝난 후에는 왼쪽 그림에 원하는 색을 칠해보세요.

소목장이 만든 물건 중에는 무엇이 있나요?

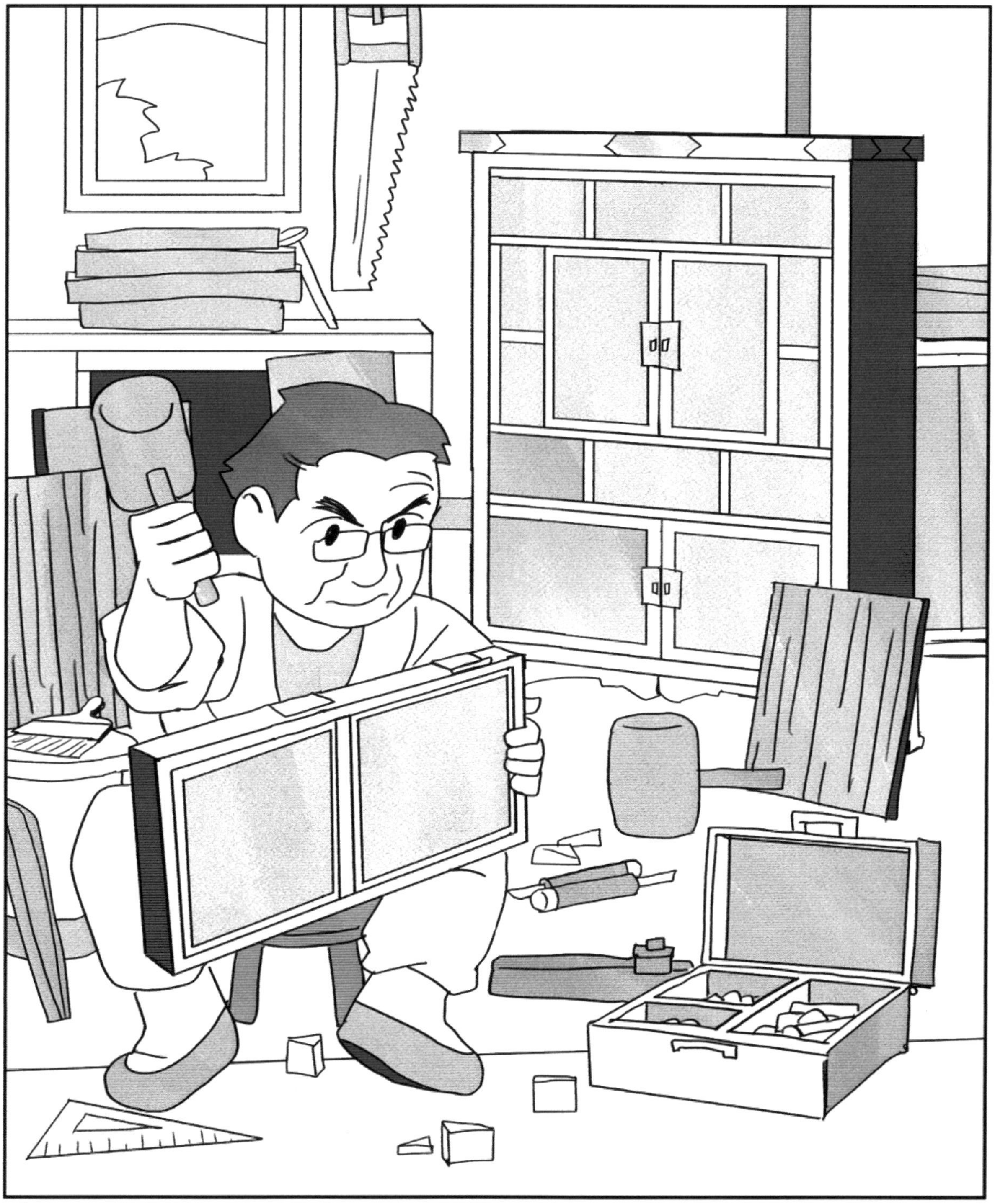

답 문짝, 난간, 책상, 밥상 등

❼ 대목장

기와집이나 절, 궁궐을 짓는 목수를 대목장이라고 합니다. 예전에는 모두 나무가 들어가는 기와집이나 초가집을 지어 대목장들이 많았지만, 최근에는 철근과 콘크리트로 짓는 아파트가 많다 보니 대목장이 많이 줄어 나라에서 전통문화를 보존하기 위해 기능보유자로 지정할 정도입니다. 요즘은 대부분 사찰을 새로 짓거나 보수하는 곳에서 일을 합니다.

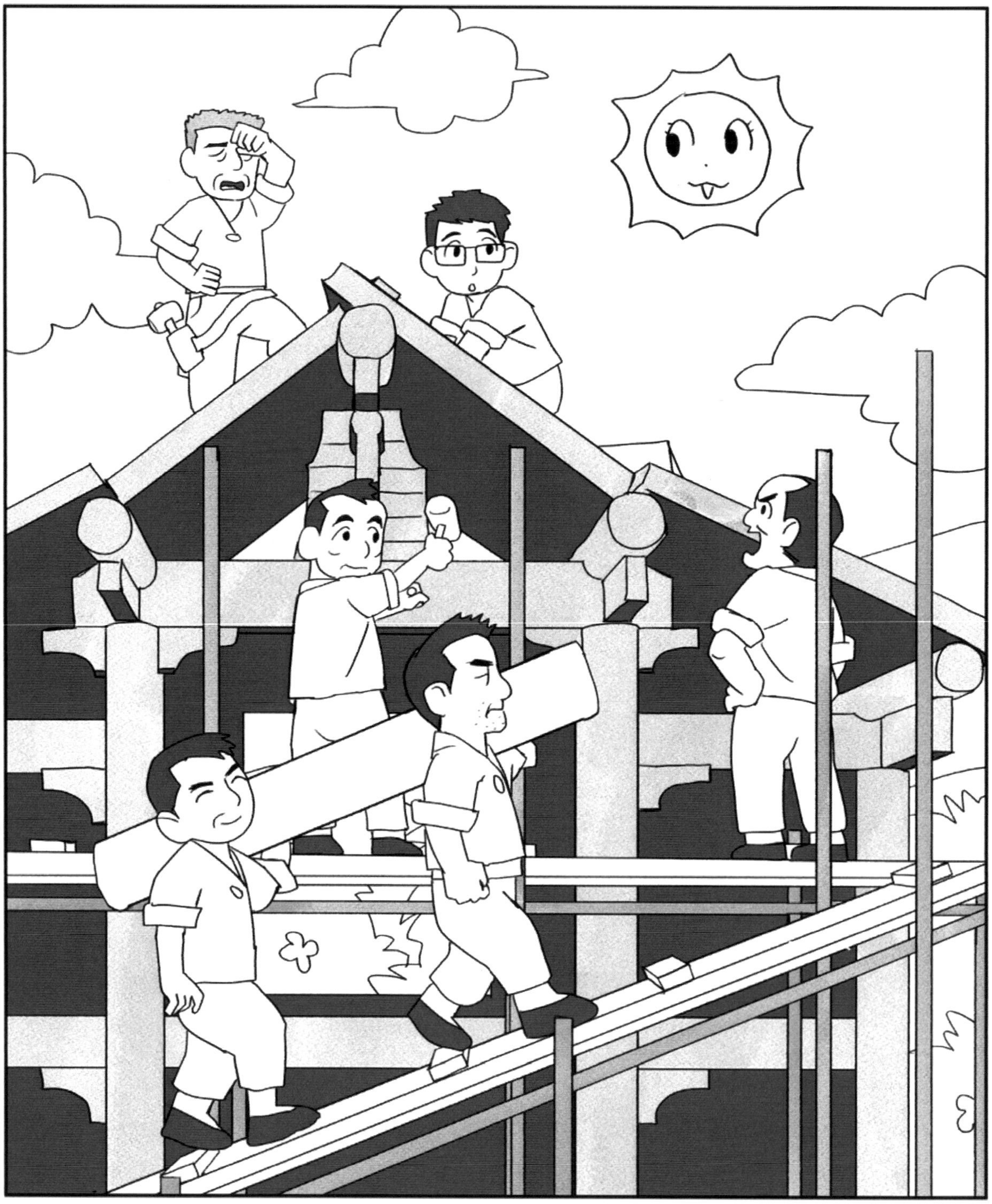

(　　　　)년 (　　)월 (　　)일　(이름 :　　　　　　　)

아래 그림은 왼쪽의 그림과 다른 부분이 **8개** 있습니다.
그것을 찾아서 동그라미 표시를 하세요.
다른 그림 찾기가 끝난 후에는 왼쪽 그림에 원하는 색을 칠해보세요.

대목장은 어떤 일을 할까요?

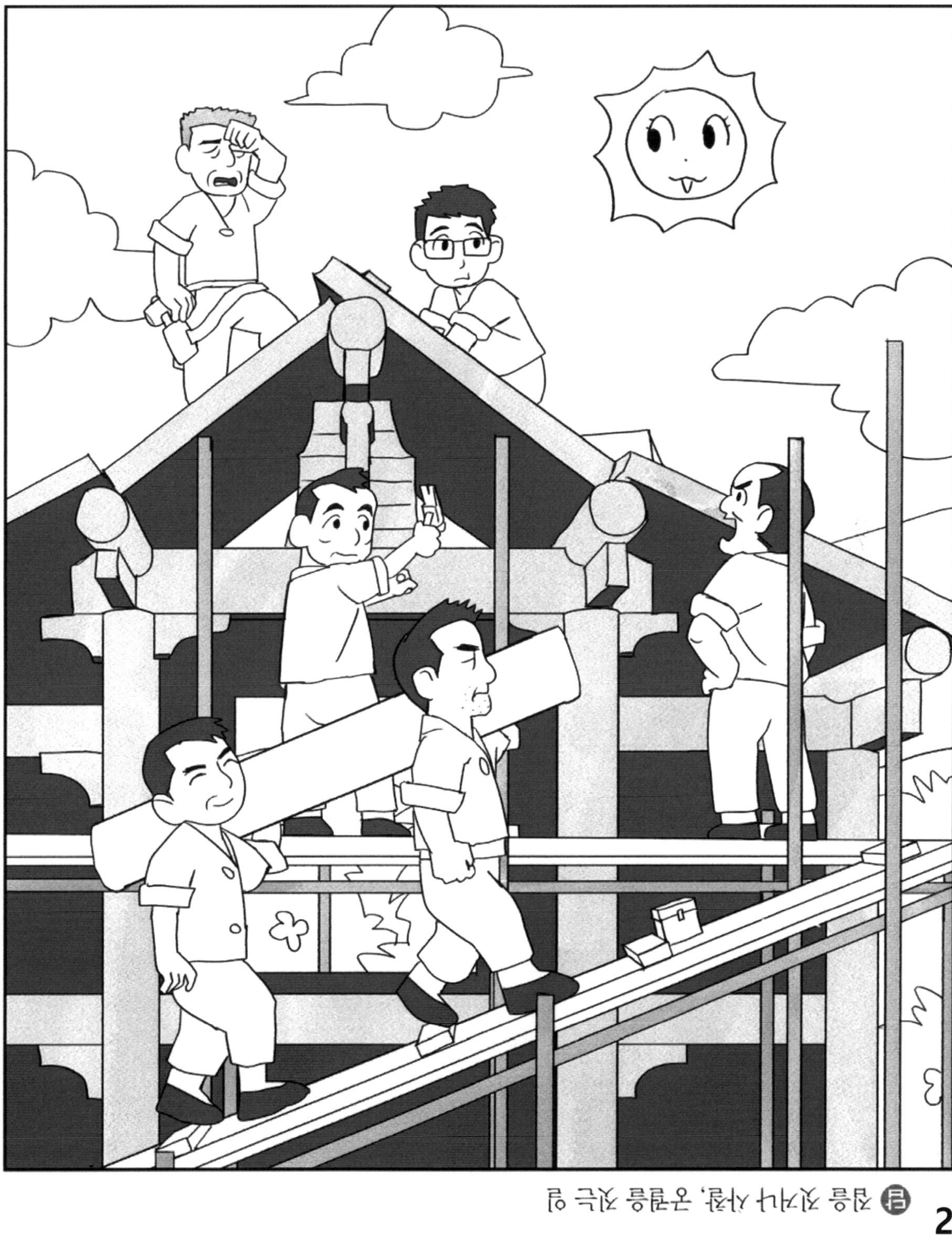

답 집을 짓거나 사찰, 궁궐을 짓는 일

8 단청장

전통 목조 건축물의 천장, 기둥, 벽 등에 오방색의 기본 색채로 채색을 하고, 문양과 그림을 그리는 기능을 가진 장인을 말합니다. 완성된 궁궐은 단청의 화려함을 볼 수 있습니다. 오방색을 기본 색채로 채색을 한 거대 건축물을 보면 서양의 성당 벽화 등이 부럽지 않습니다. 단청장도 대목장처럼 줄어들고 있어 아쉬움이 있습니다.

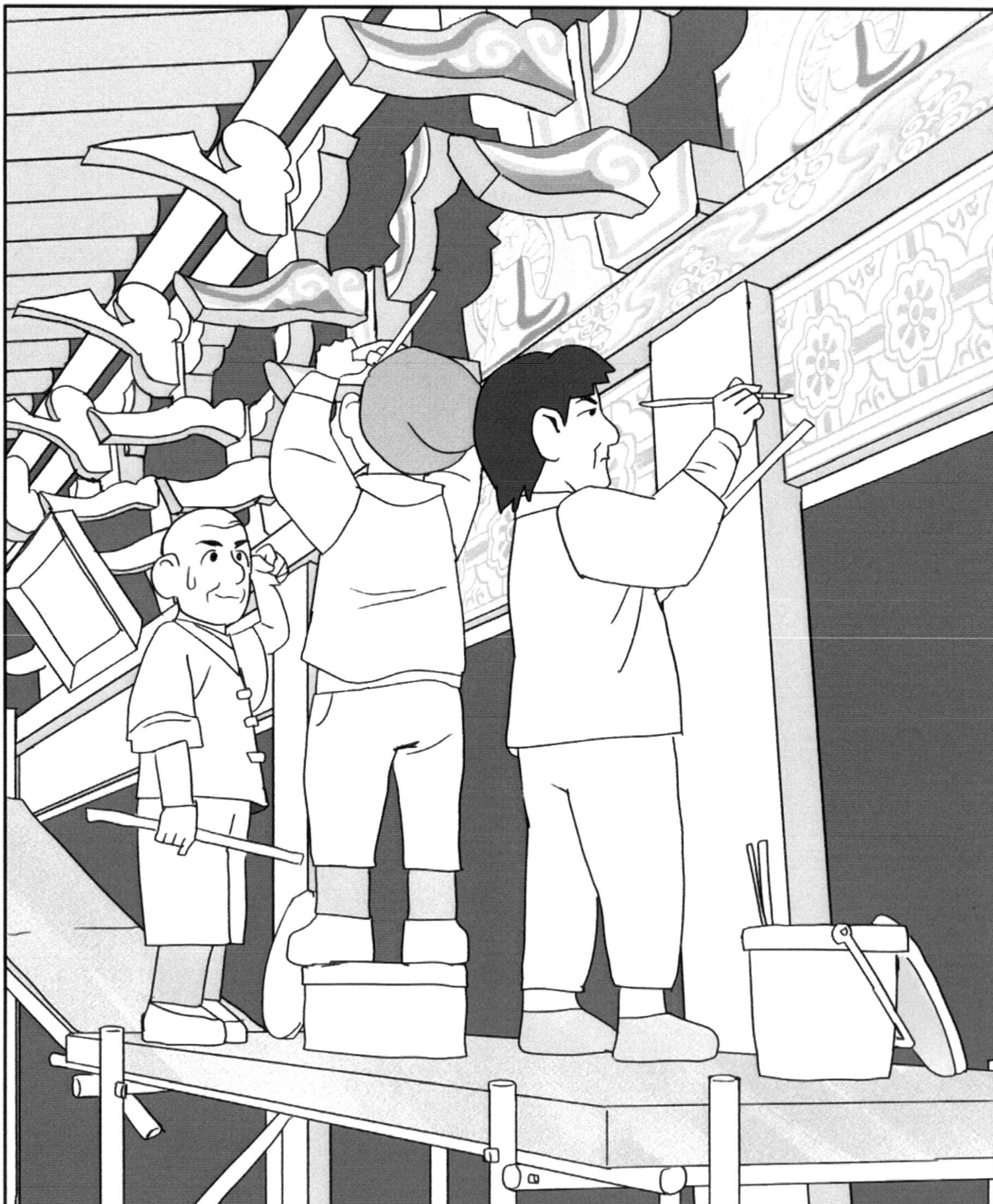

( )년 ( )월 ( )일 (이름:)

아래 그림은 왼쪽의 그림과 다른 부분이 **8개** 있습니다.
그것을 찾아서 동그라미 표시를 하세요.
다른 그림 찾기가 끝난 후에는 왼쪽 그림에 원하는 색을 칠해보세요.

단청장이 채색한 단청의 오방색은 어떤 색일까요?

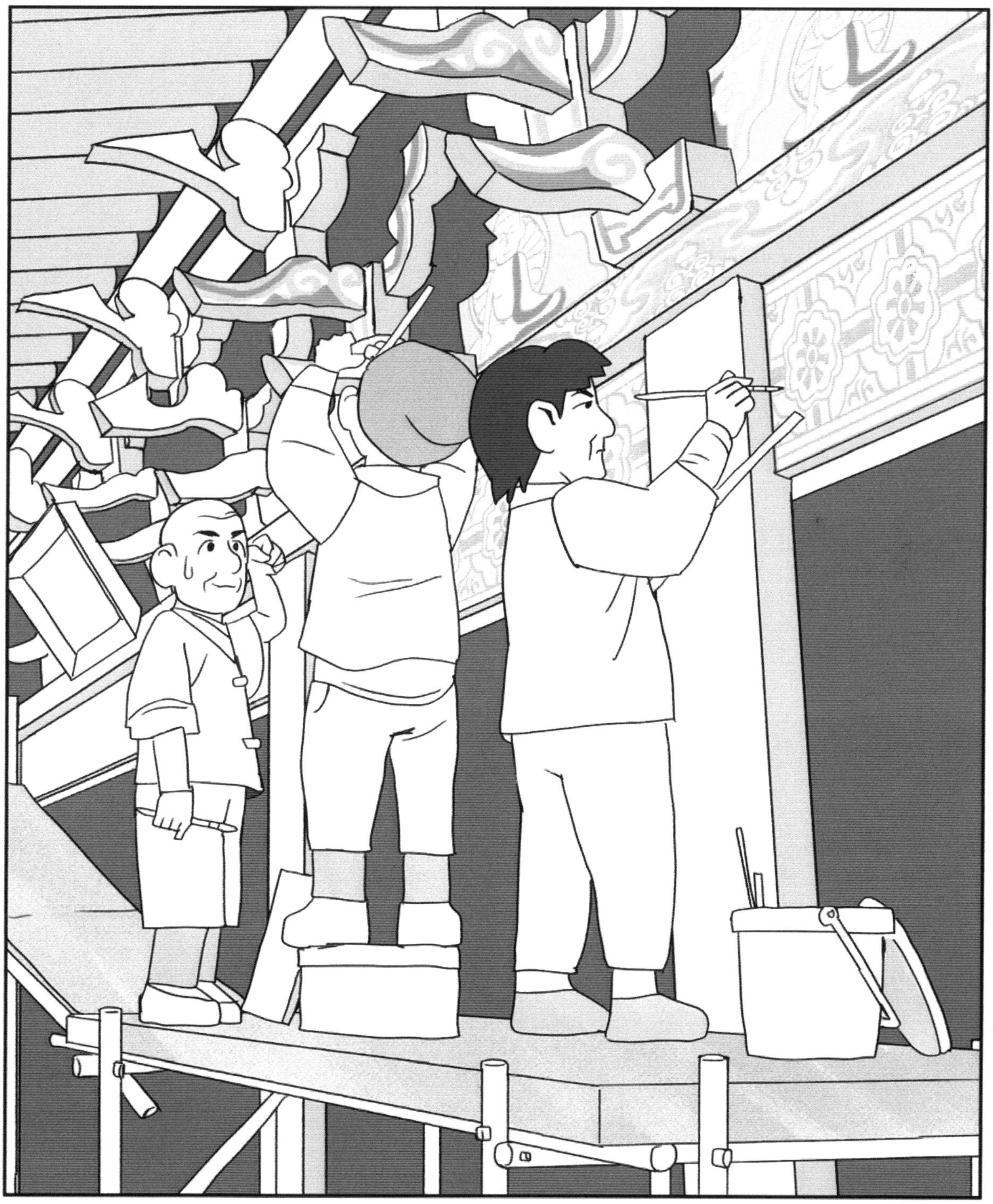

답 노랑, 파랑, 빨강, 하양, 검정

9 인쇄공

우리나라 《직지심체요절》은 세계에서 가장 오래된 금속 활자입니다. 우리나라는 인쇄술이 뛰어나 활자를 만들어 인쇄 편찬한 책이 아주 많습니다. 그림은 금속활자가 아닌 목판을 만드는 모습입니다. 우리나라를 대표하는 세계문화유산으로 팔만대장경이 목판으로 만들어져 있습니다. 목판은 크기가 제법 커 보관하는 장소도 아주 크답니다.

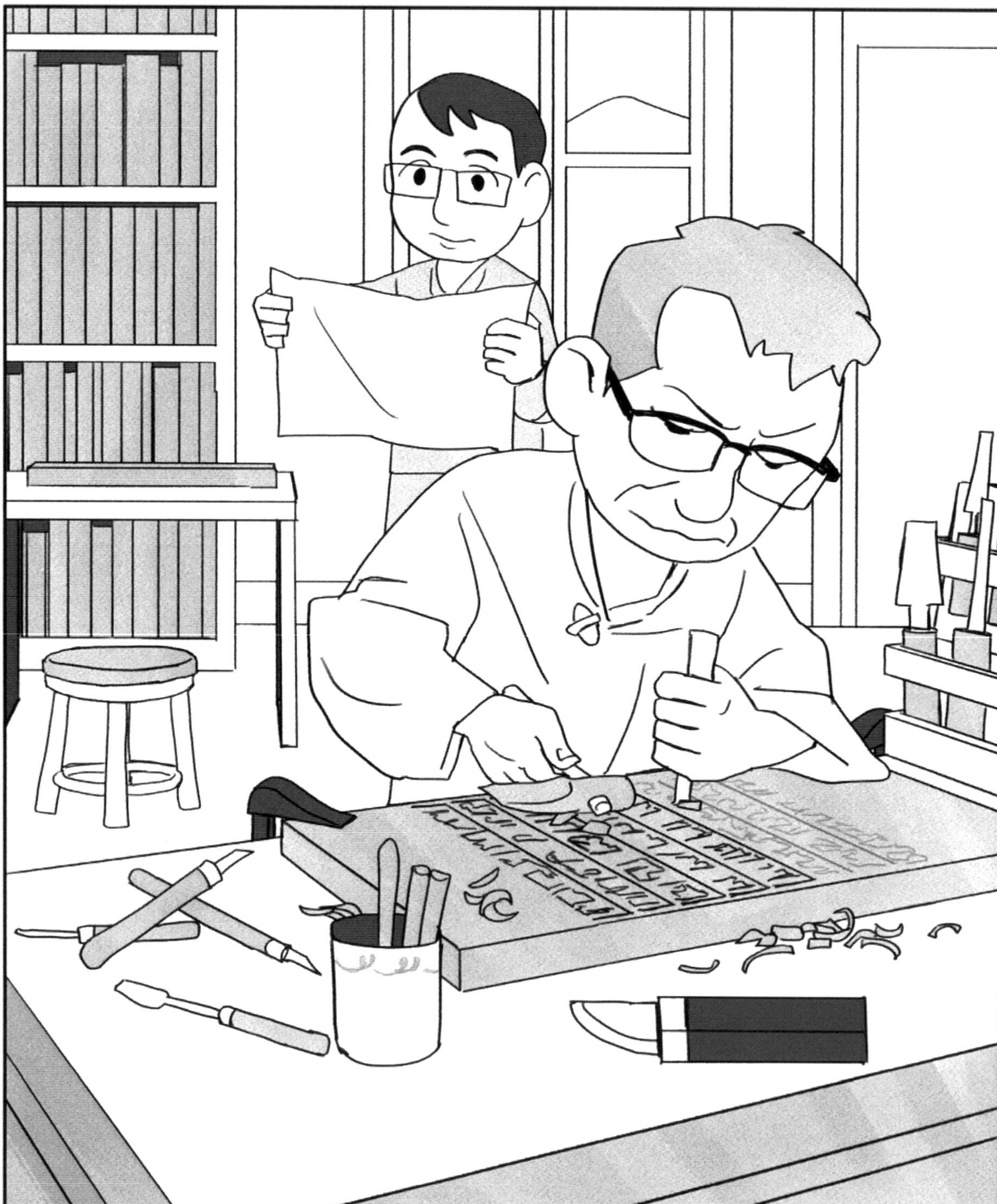

( )년 ( )월 ( )일 (이름 :)

아래 그림은 왼쪽의 그림과 다른 부분이 **8개** 있습니다.
그것을 찾아서 동그라미 표시를 하세요.
다른 그림 찾기가 끝난 후에는 왼쪽 그림에 원하는 색을 칠해보세요.

세계문화유산 중 팔만대장경판이 보관되어 있는 절은 어디일까요?

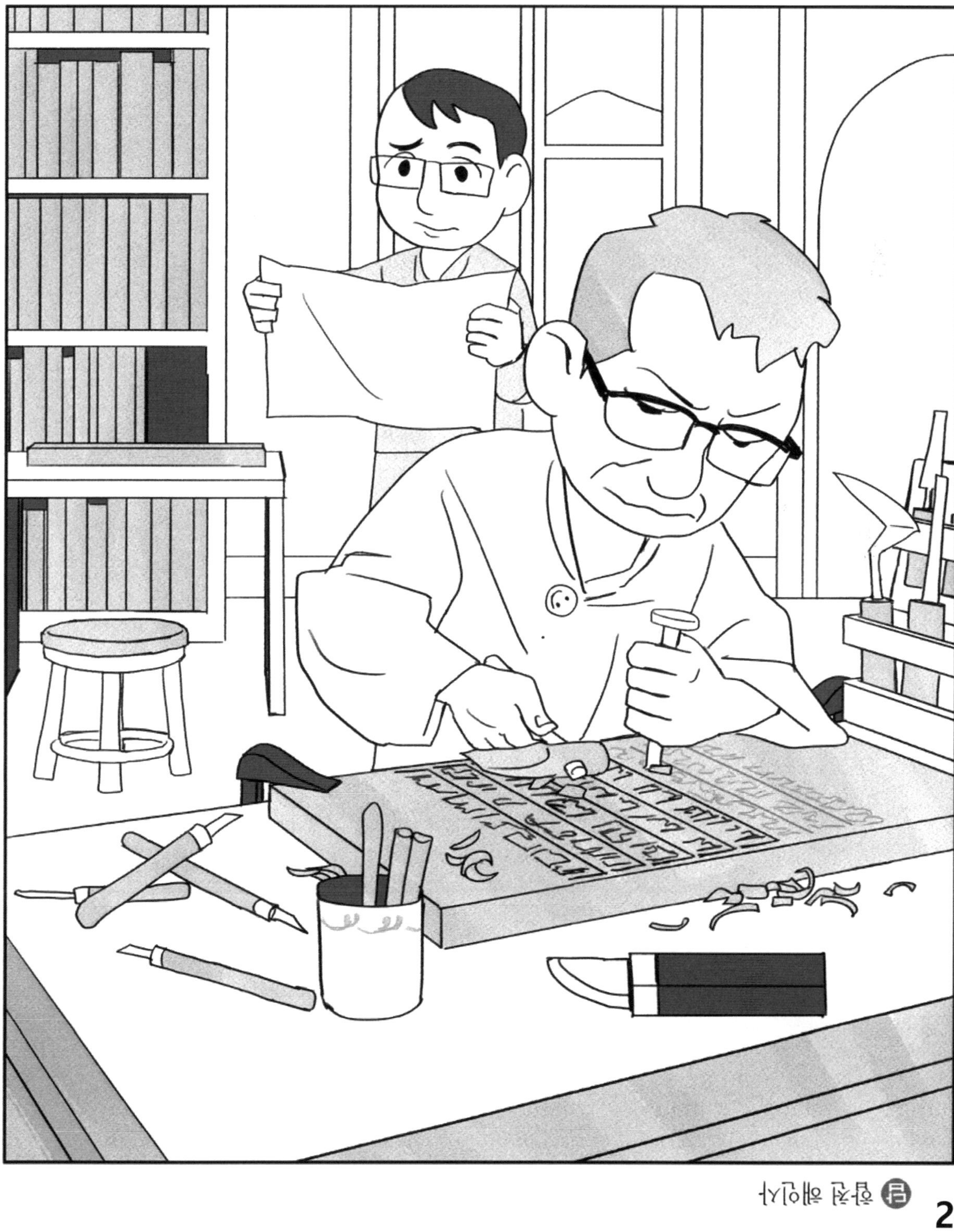

답 합천 해인사

10

유기장

유기장은 전통적인 기법으로 놋쇠를 다루어 유기를 만드는 장인을 말합니다. 우리나라에는 오래된 놋쇠 그릇들이 많습니다. 안성은 유기 생산이 많아 장에 내다 파는 '장내기 유기'와 고관대작 집에서 비싼 돈을 주고 맞춰 만드는 '맞춤 유기'가 있는데 '안성맞춤'이란 말은 안성의 유기를 고급스럽게 맞춘다는 데서 나온 말입니다.

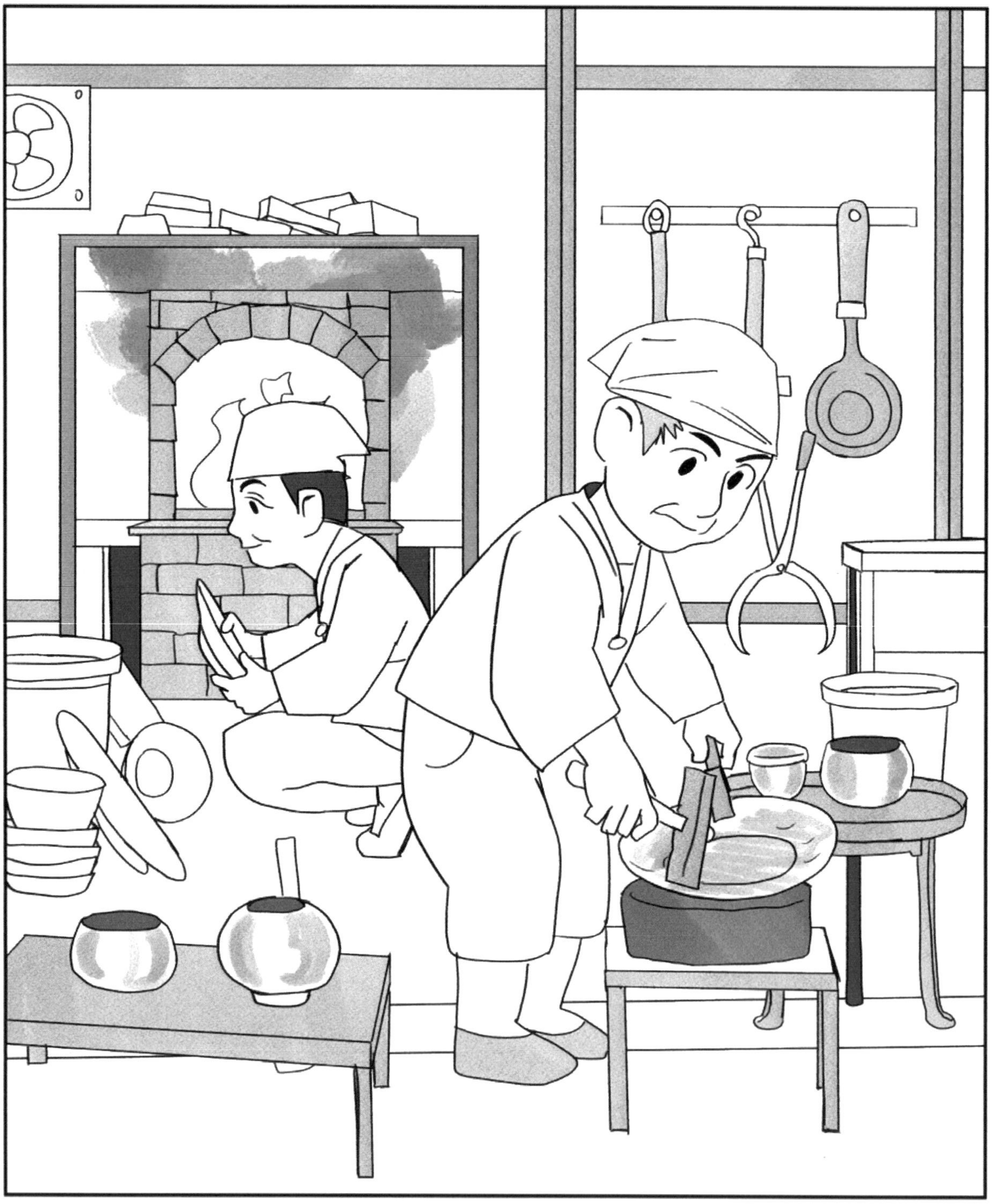

( )년 ( )월 ( )일 (이름 :)

아래 그림은 왼쪽의 그림과 다른 부분이 **8개** 있습니다.
그것을 찾아서 동그라미 표시를 하세요.
다른 그림 찾기가 끝난 후에는 왼쪽 그림에 원하는 색을 칠해보세요.

안성맞춤이란 무슨 말일까요?
유기는 어떤 것을 말하나요?

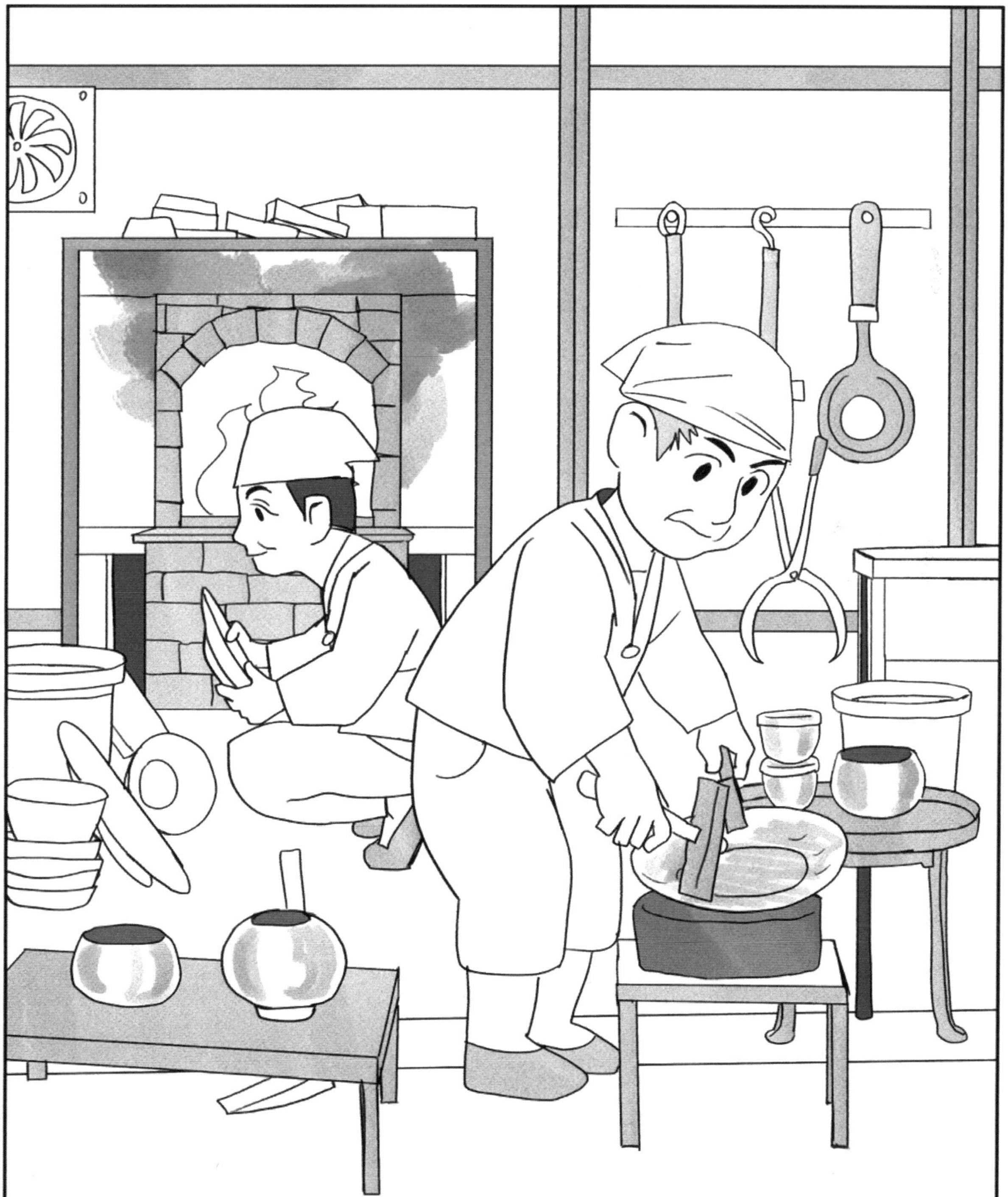

답 안성에서 유기를 맞춘다는 뜻 / 놋쇠로 만든 밥그릇, 수저, 접시, 꽹과리 등

11 대장장

쇠를 달궈 농기구나 도끼 등을 만드는 장인을 말합니다. 대장간에서는 집집마다 필요한 식칼, 호미, 낫, 쇠스랑 등을 만들었습니다. 예전에는 한 마을에 한 집 정도는 있었는데 요즘은 보기가 무척 힘듭니다. 최근 우리나라 대장간에서 만든 호미가 세계적인 상품으로 인기를 얻은 적이 있습니다. 호미는 우리나라가 개발한 텃밭을 가꾸는데 가장 뛰어난 농기구입니다.

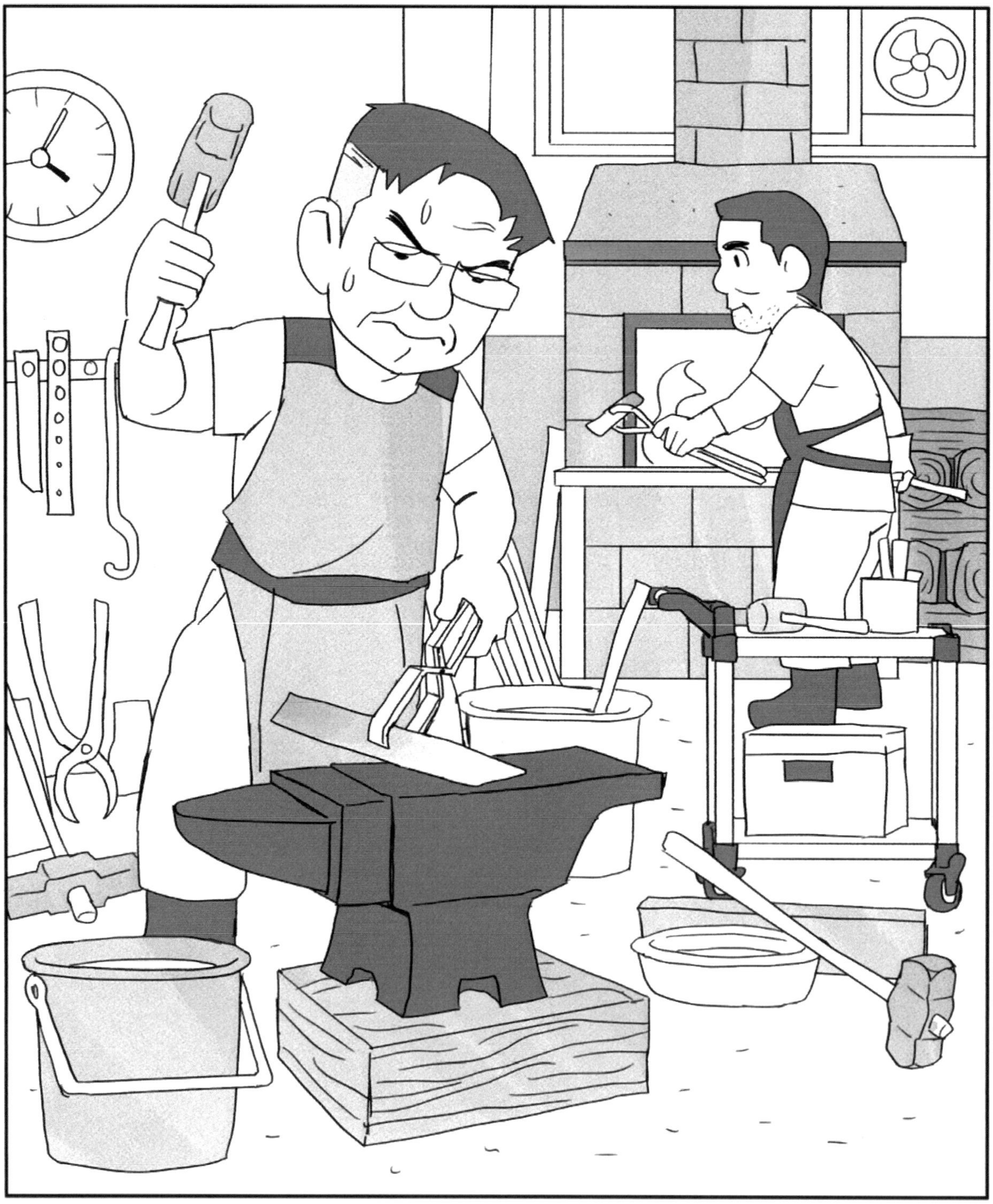

(　　　)년 (　　)월 (　　)일　(이름 :　　　　　　)

아래 그림은 왼쪽의 그림과 다른 부분이 **8개** 있습니다.
그것을 찾아서 동그라미 표시를 하세요.
다른 그림 찾기가 끝난 후에는 왼쪽 그림에 원하는 색을 칠해보세요.

대장간에서 만드는 대표적인 물건들은 무엇일까요?

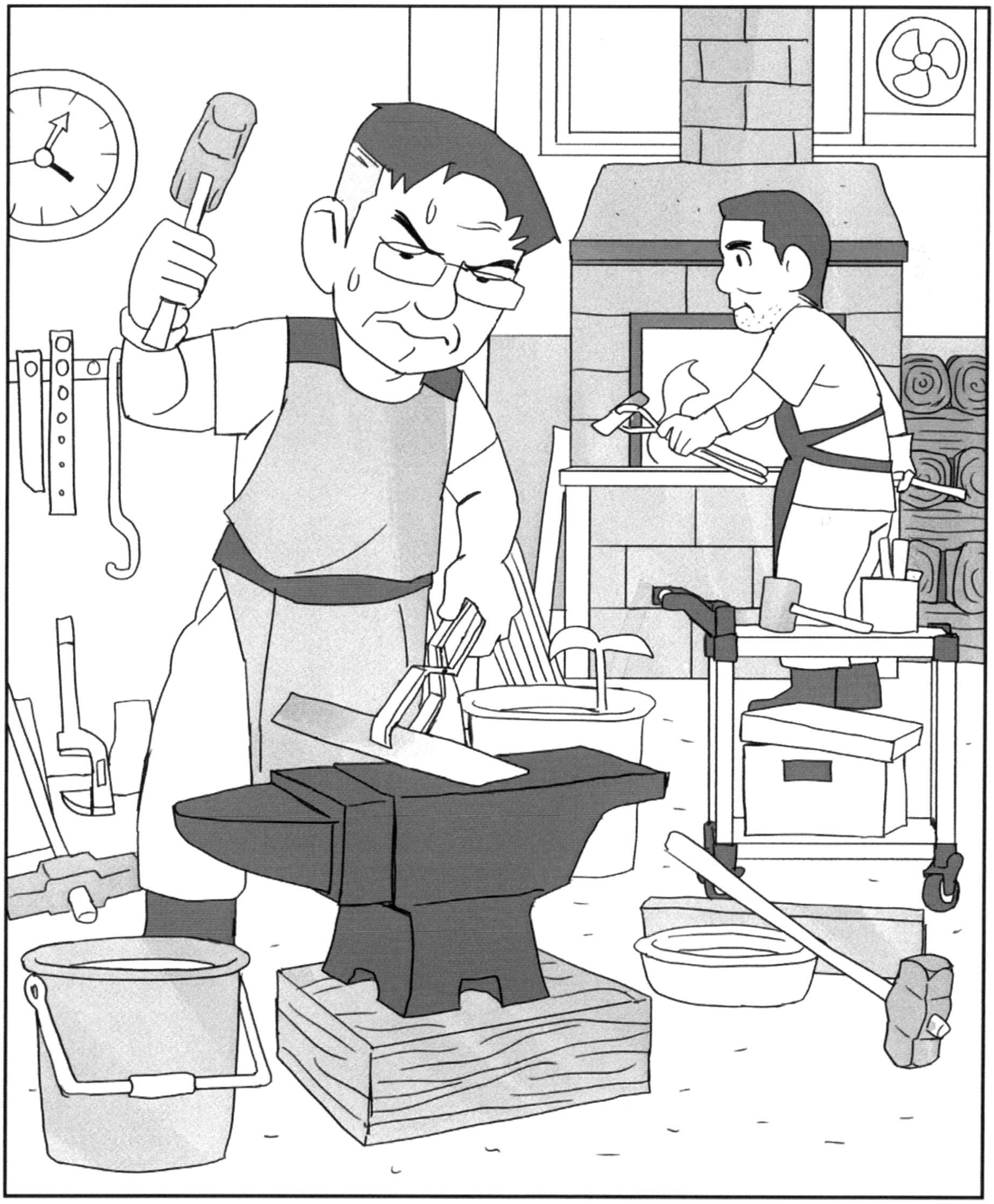

답 부엌칼, 호미, 낫, 괭이, 도끼 등

⑫

석수

궁궐, 사찰, 관청 등에 가공된 돌을 다듬어 탑이나 석등 등을 만드는 사람을 석수라고 합니다. 우리나라는 돌을 구하기 쉬워 돌로 만든 살림살이가 많습니다. 어처구니로 돌려 콩이나 메밀을 가루로 만드는 맷돌, 방아를 찧는 돌절구, 연자방아 등도 있지만 경복궁 광화문 앞의 해태상이나 근정전의 난간석, 돌계단에 누워있는 용을 보면 석수의 예술적인 솜씨는 놀랍도록 훌륭합니다.

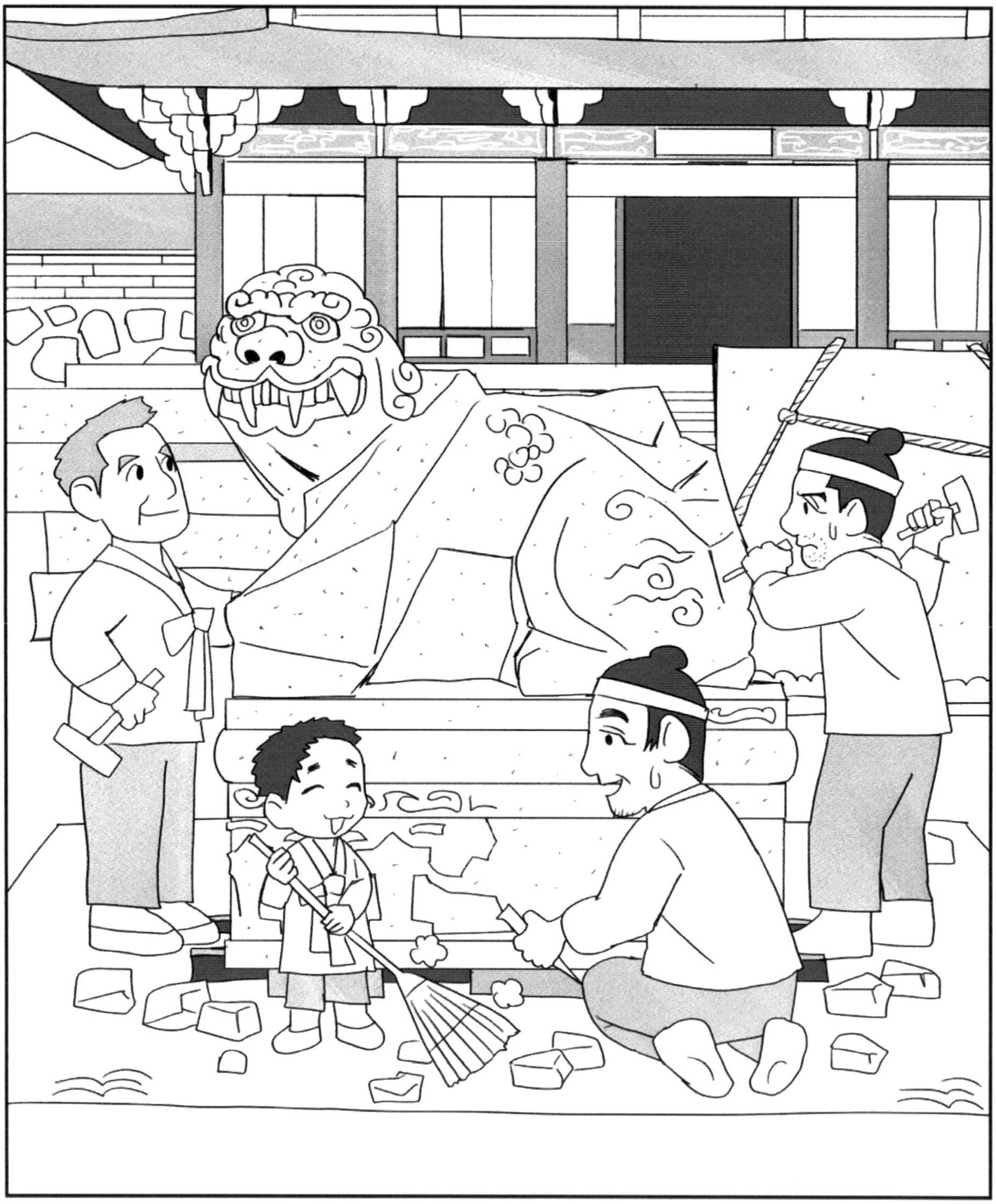

(　　　　)년 (　　)월 (　　)일　(이름 :　　　　　　　)

아래 그림은 왼쪽의 그림과 다른 부분이 **9개** 있습니다.
그것을 찾아서 동그라미 표시를 하세요.
다른 그림 찾기가 끝난 후에는 왼쪽 그림에 원하는 색을 칠해보세요.

경복궁 광화문 앞에는 관악산의 불기운을 막기 위한 돌을 깎아 만든 동물이 있습니다. 그것은 무엇이라 부를까요?

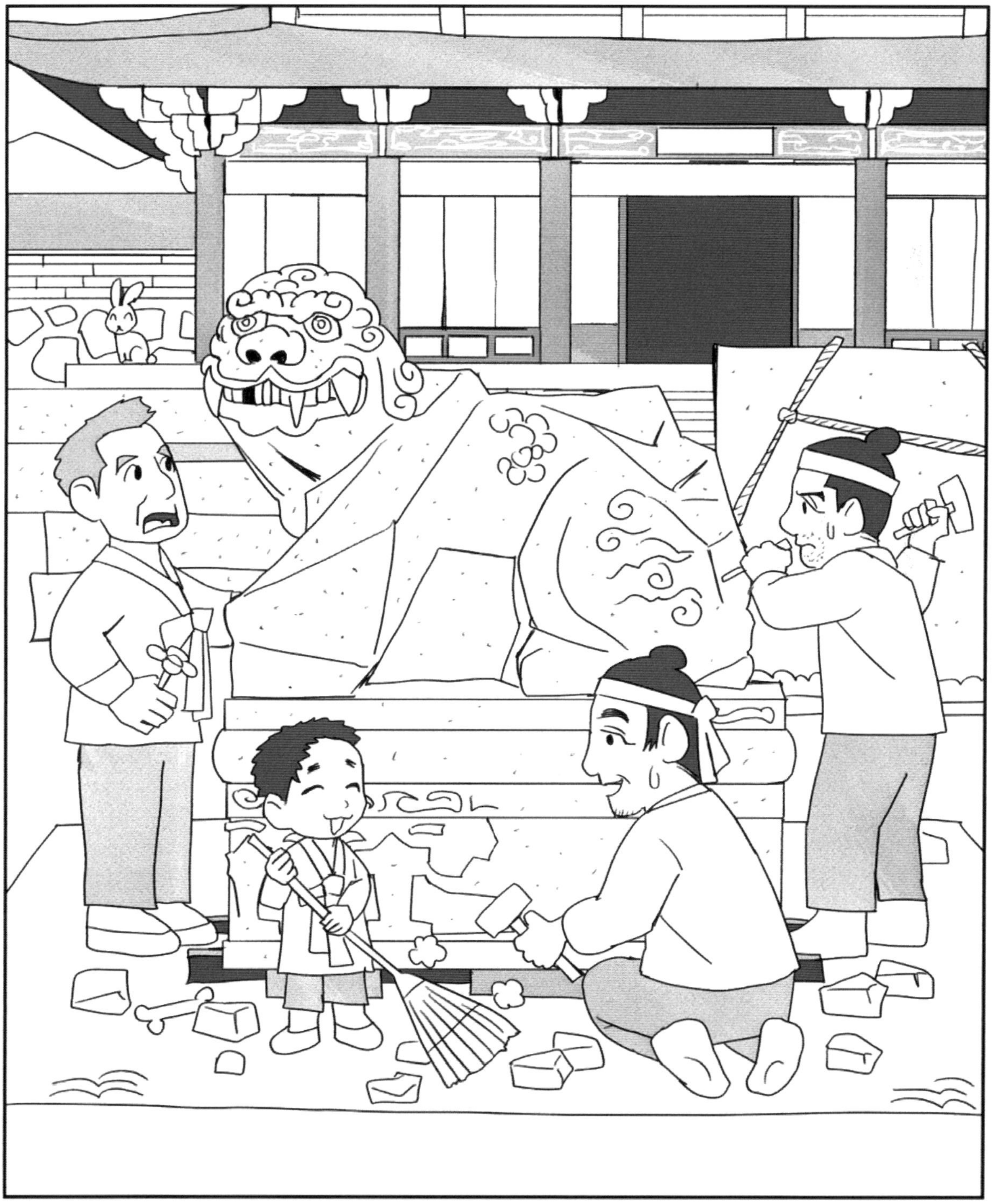

⑬ 도공

도자기를 빚는 사람을 도공이라고 합니다. 도자기에 필요한 흙을 구하기 쉬워 뛰어난 실력으로 문화 예술품을 많이 생산하였습니다. 그중 고려청자나 백자는 지금도 이어지는 우수한 기술입니다. 옹기는 우리의 음식에 빠질 수 없는 장을 담그는 데 꼭 필요하고, 자기에 비해 투박하며 거친 듯하지만, 우리나라 사람들이 가장 많이 먹는 김치, 된장, 간장을 보관하는 것으로 매우 중요한 살림살이입니다.

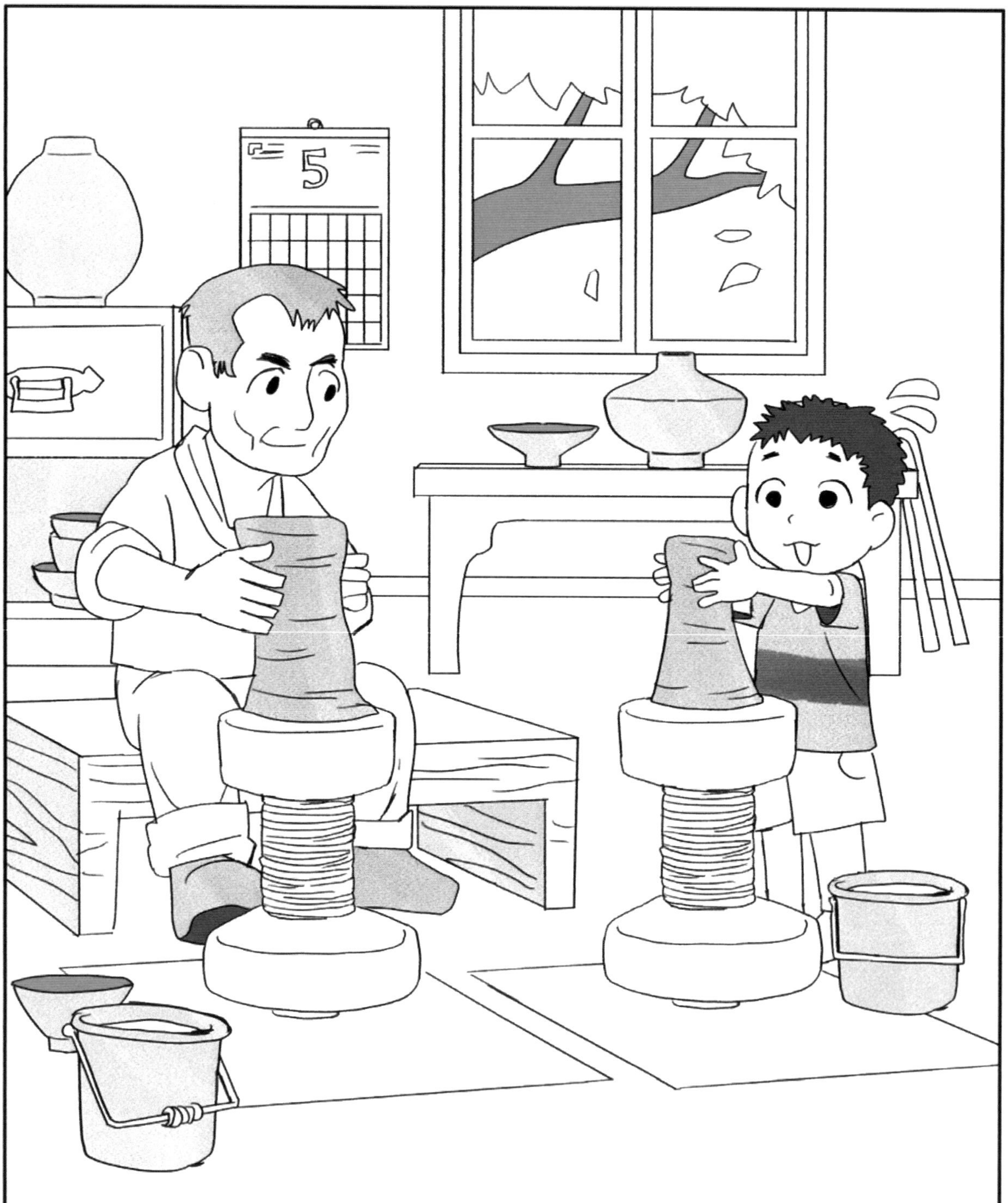

( )년 ( )월 ( )일 (이름 :)

아래 그림은 왼쪽의 그림과 다른 부분이 **9개** 있습니다.
그것을 찾아서 동그라미 표시를 하세요.
다른 그림 찾기가 끝난 후에는 왼쪽 그림에 원하는 색을 칠해보세요.

청자는 왜 청자일까요?

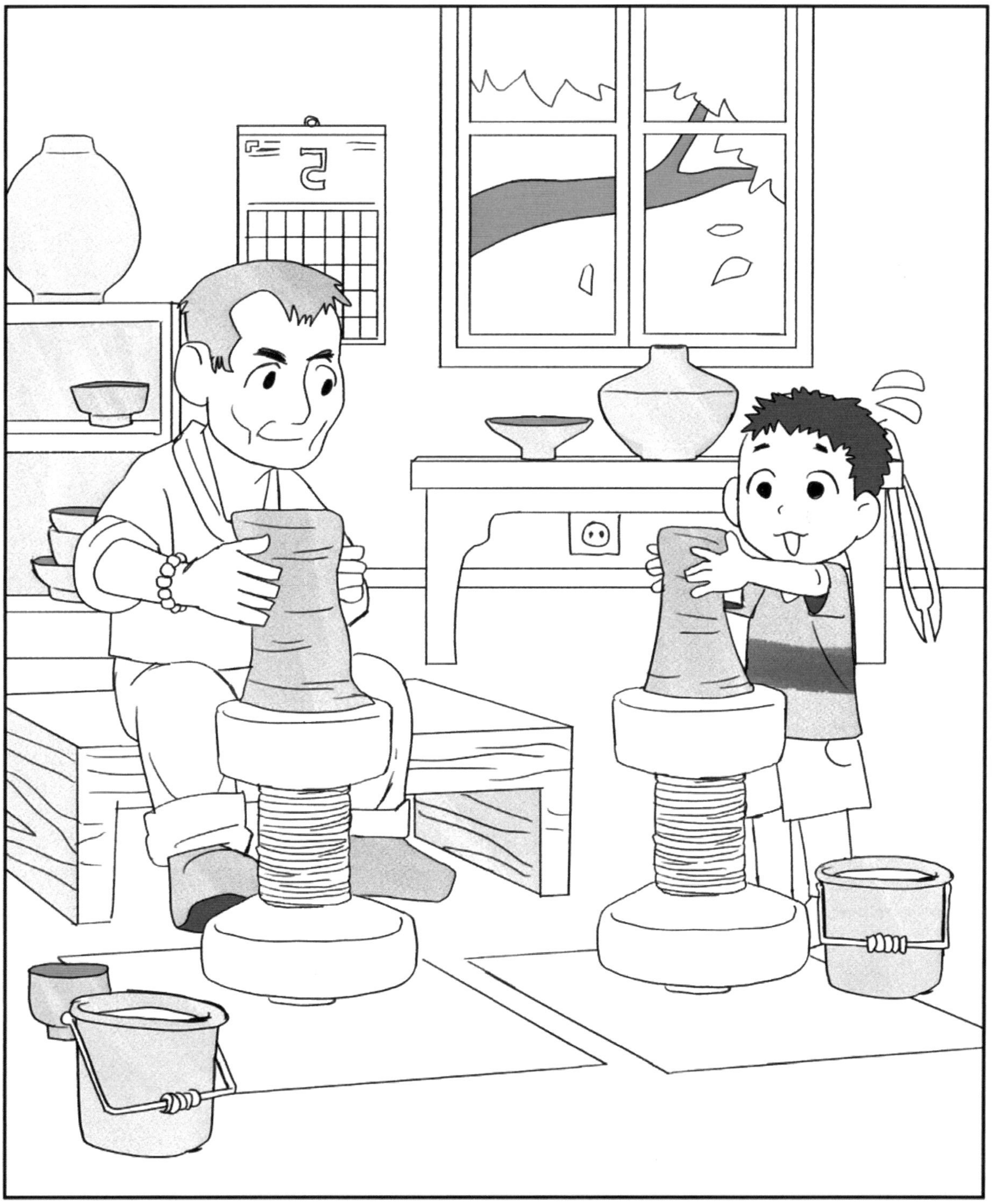

답 푸른색을 띤다고 푸를 청(靑) 자를 써서 청자입니다.

14 숯가마

참나무 등으로 숯을 만드는 장치를 숯가마라 부릅니다. 옛날에 숯은 음식을 만들기 위해 사용했습니다. 숯은 음식을 만드는 데 주로 사용하였지만, 장을 담거나 습기를 제거하는 데도 사용하였습니다. 요즘은 사람들이 숯가마 찜질방을 많이 찾습니다. 숯을 꺼낸 가마를 하루 이틀 식히고 사람들이 들어가 찜질하면 쌓였던 피로를 풀기에 아주 좋습니다.

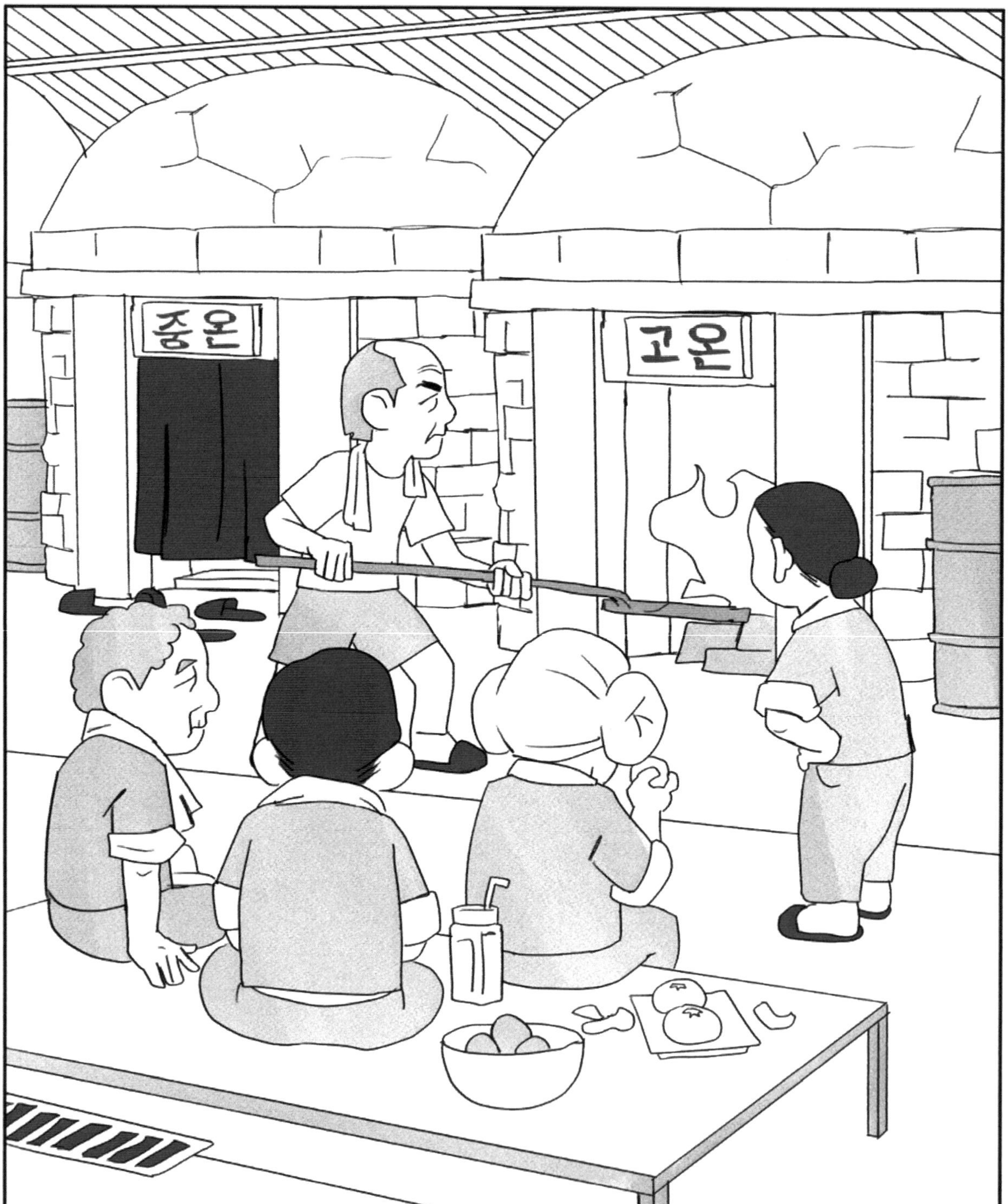

(　　　)년 (　　)월 (　　)일 (이름 :　　　　　　)

아래 그림은 왼쪽의 그림과 다른 부분이 **9개** 있습니다.
그것을 찾아서 동그라미 표시를 하세요.
다른 그림 찾기가 끝난 후에는 왼쪽 그림에 원하는 색을 칠해보세요.

숯가마의 흔적은 우리 주변에서 흔히 볼 수가 있습니다. 고양시의 탄현이란 동 이름은 숯 고개에서 유래된 것으로 과거 숯가마가 있던 곳이었다고 합니다.

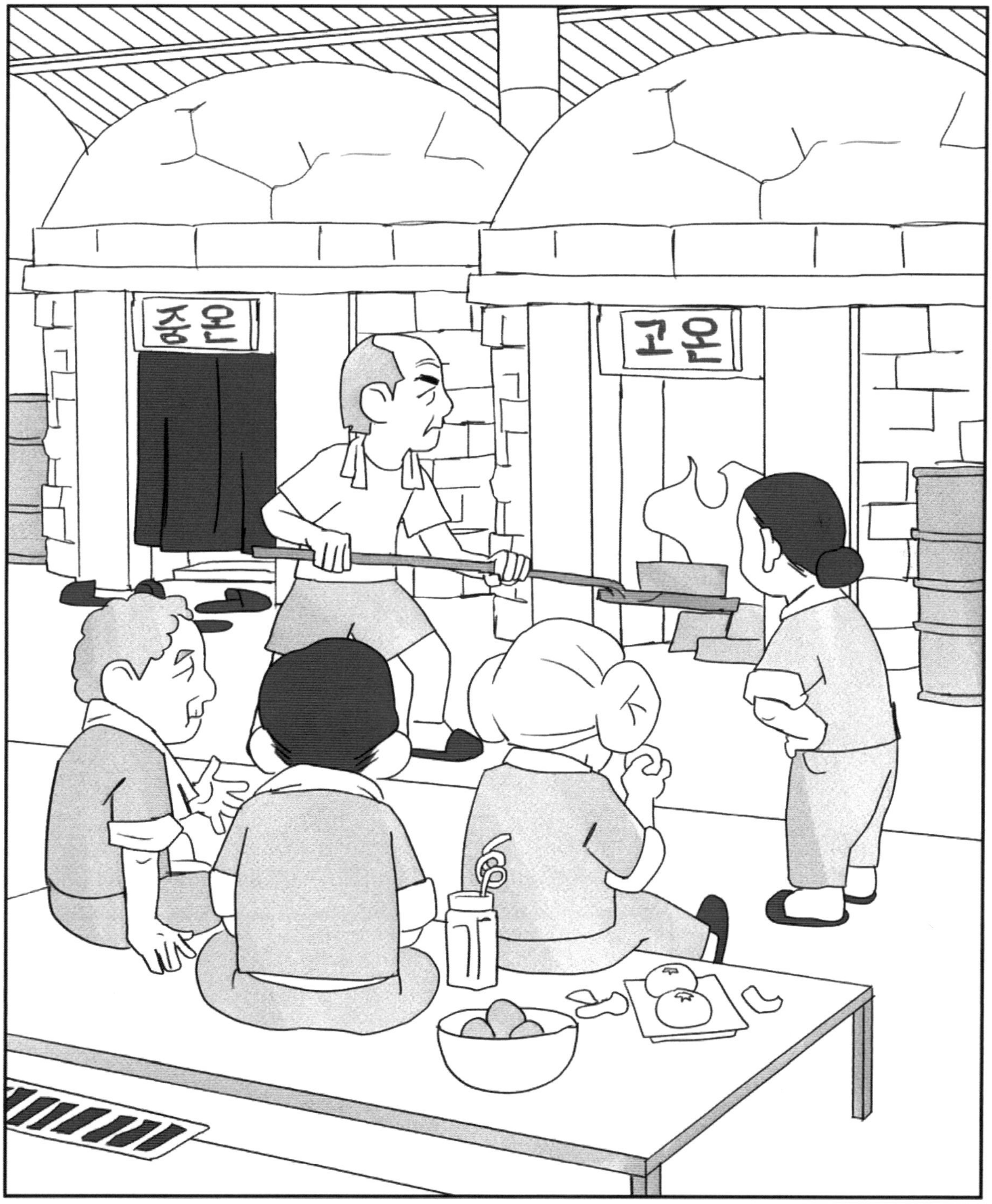

15

심마니

깊은 산 속에 들어가 산삼을 캐는 사람을 심마니라고 합니다. 산삼을 발견하면 "심봤다!" 하고 크게 외치는데, 삼을 발견한다는 것은 쉬운 일이 아닙니다. 평생 산을 타도 발견하기 힘든 것이 산삼입니다. 산삼은 불로장생의 명약으로 귀한 약재로 사용되는데, 산삼은 구하기 매우 힘들어 밭에서 재배하는 방식으로 대량 생산하는 것이 인삼입니다.

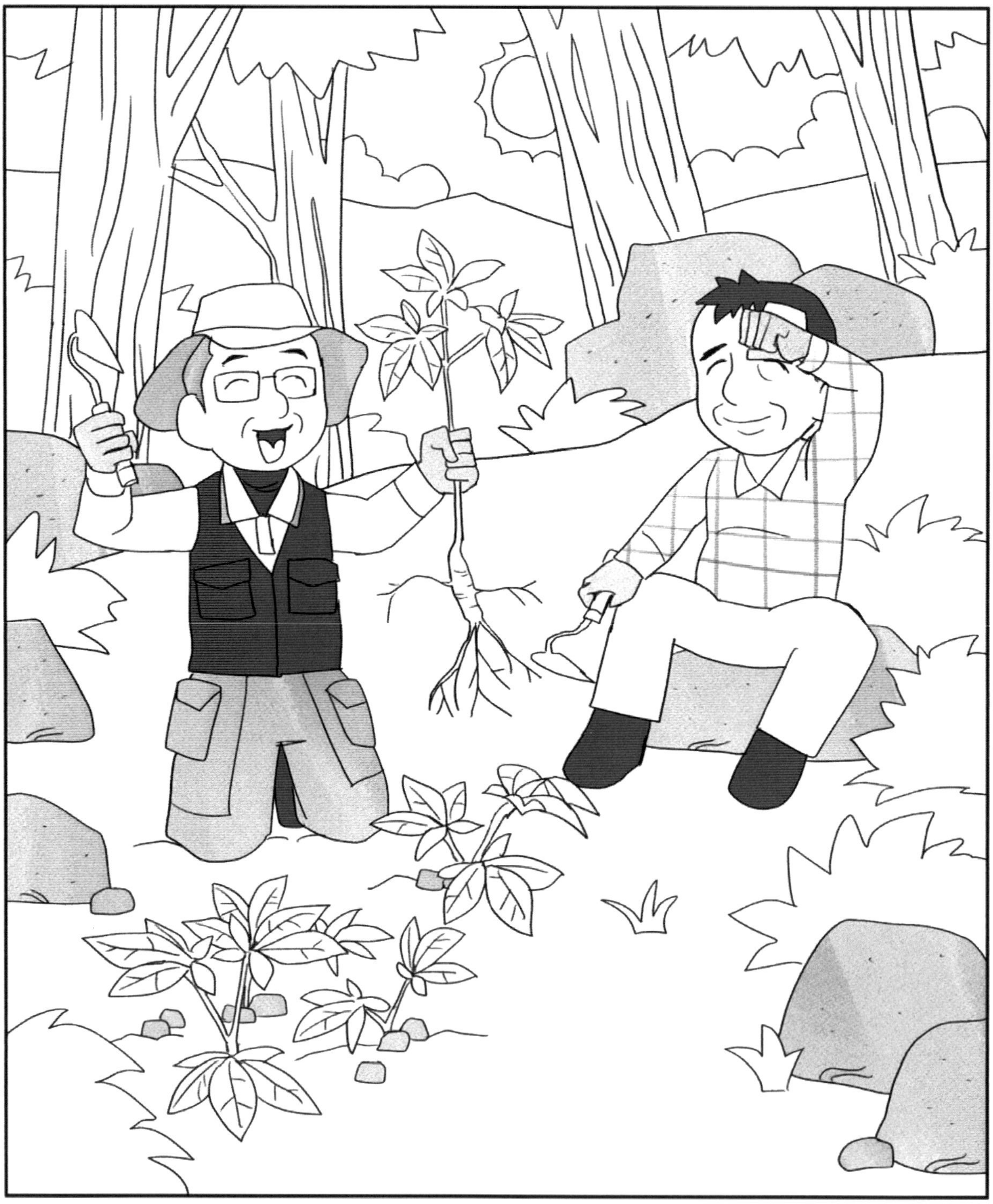

(　　　　)년 (　　)월 (　　)일　(이름 :　　　　　　　)

아래 그림은 왼쪽의 그림과 다른 부분이 **9개** 있습니다.
그것을 찾아서 동그라미 표시를 하세요.
다른 그림 찾기가 끝난 후에는 왼쪽 그림에 원하는 색을 칠해보세요.

심마니가 산에서 찾아내는 것을 무엇이라 할까요?
우리나라 인삼은 세계적으로 뛰어난 약효를 자랑합니다. 인삼 생산이 많은 곳을 아는 대로 이야기해 보세요.

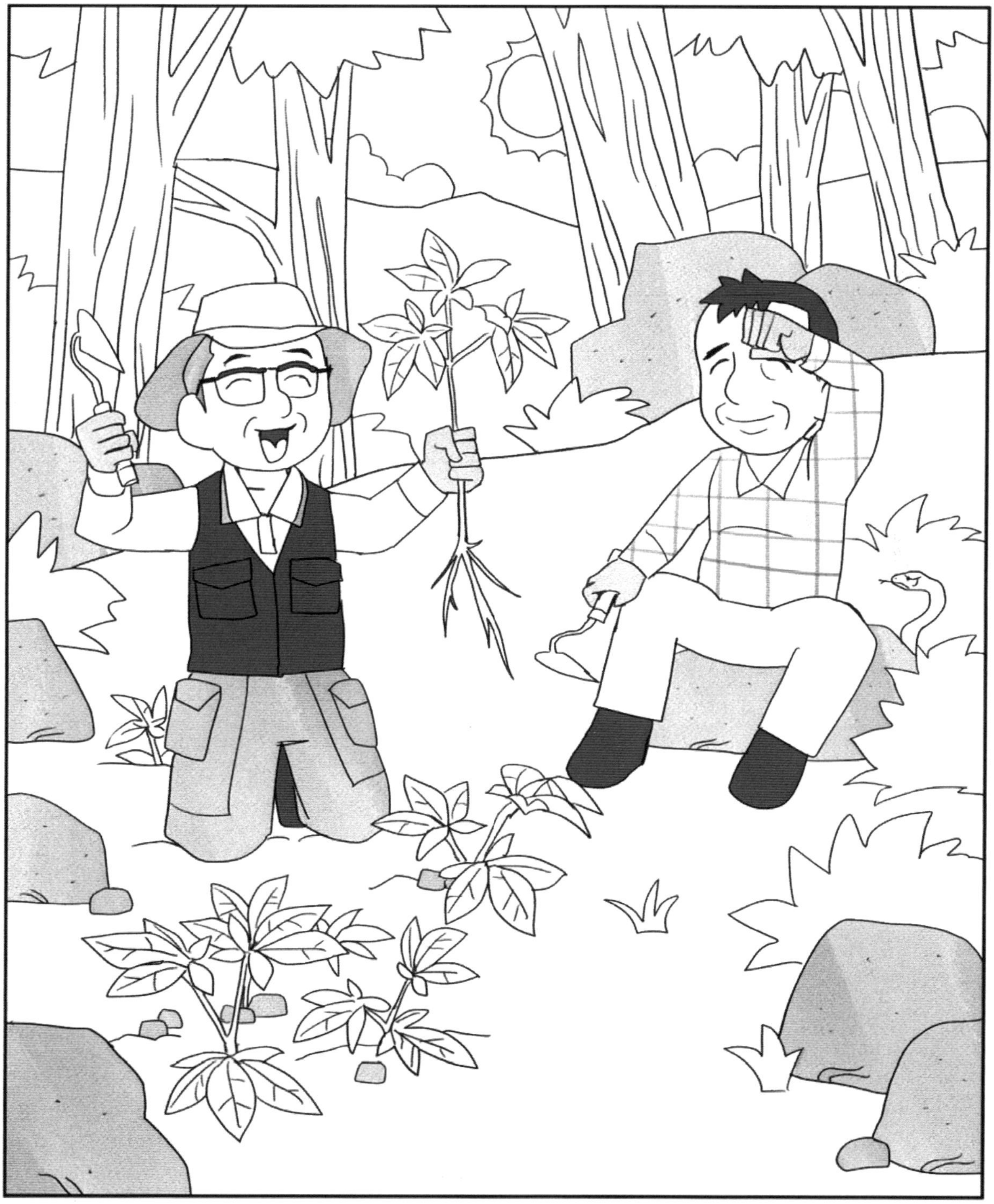

답 산삼 / 금산, 개성, 강화 등

16

물장수

물지게를 지고 식수(食水)를 팔거나 길어다 주는 일을 업으로 삼는 사람을 물장수라고 합니다. 예전에 대동강 물을 팔아먹은 봉이 김선달이란 사람도 있었습니다. 요즘은 수도가 집집마다 설치되어 있어 물을 사용하는 데 어려움이 없고, 식수로 생수를 사 먹기도 합니다. 생수를 배달하는 직원을 보면 예전의 물장수가 생각납니다.

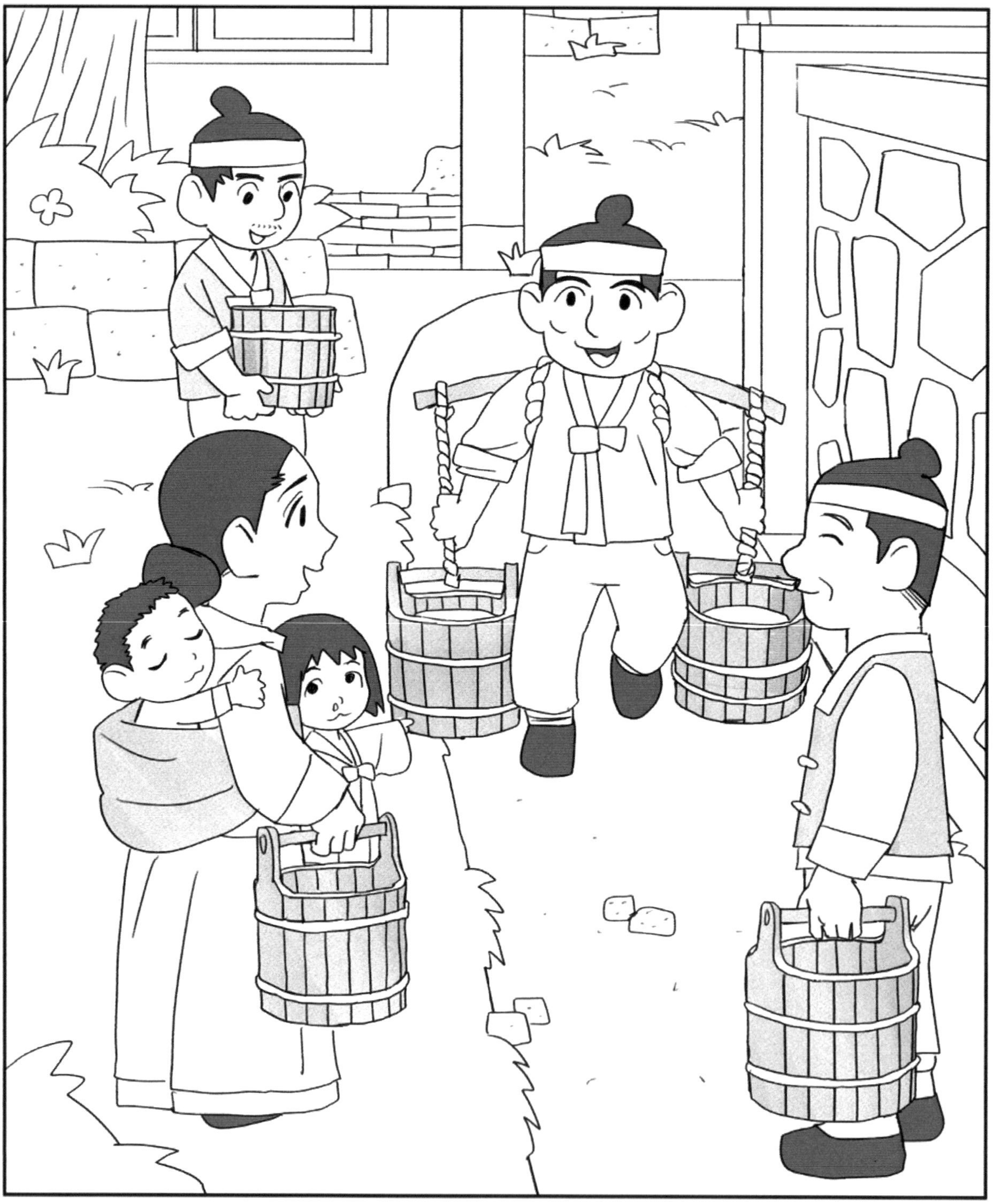

(　　　)년 (　　)월 (　　)일 (이름 :　　　　　　　)

아래 그림은 왼쪽의 그림과 다른 부분이 **9개** 있습니다.
그것을 찾아서 동그라미 표시를 하세요.
다른 그림 찾기가 끝난 후에는 왼쪽 그림에 원하는 색을 칠해보세요.

물은 우리에게 꼭 필요합니다. 하루에 어느 정도의 물을 섭취해야 건강에 도움이 될까요?

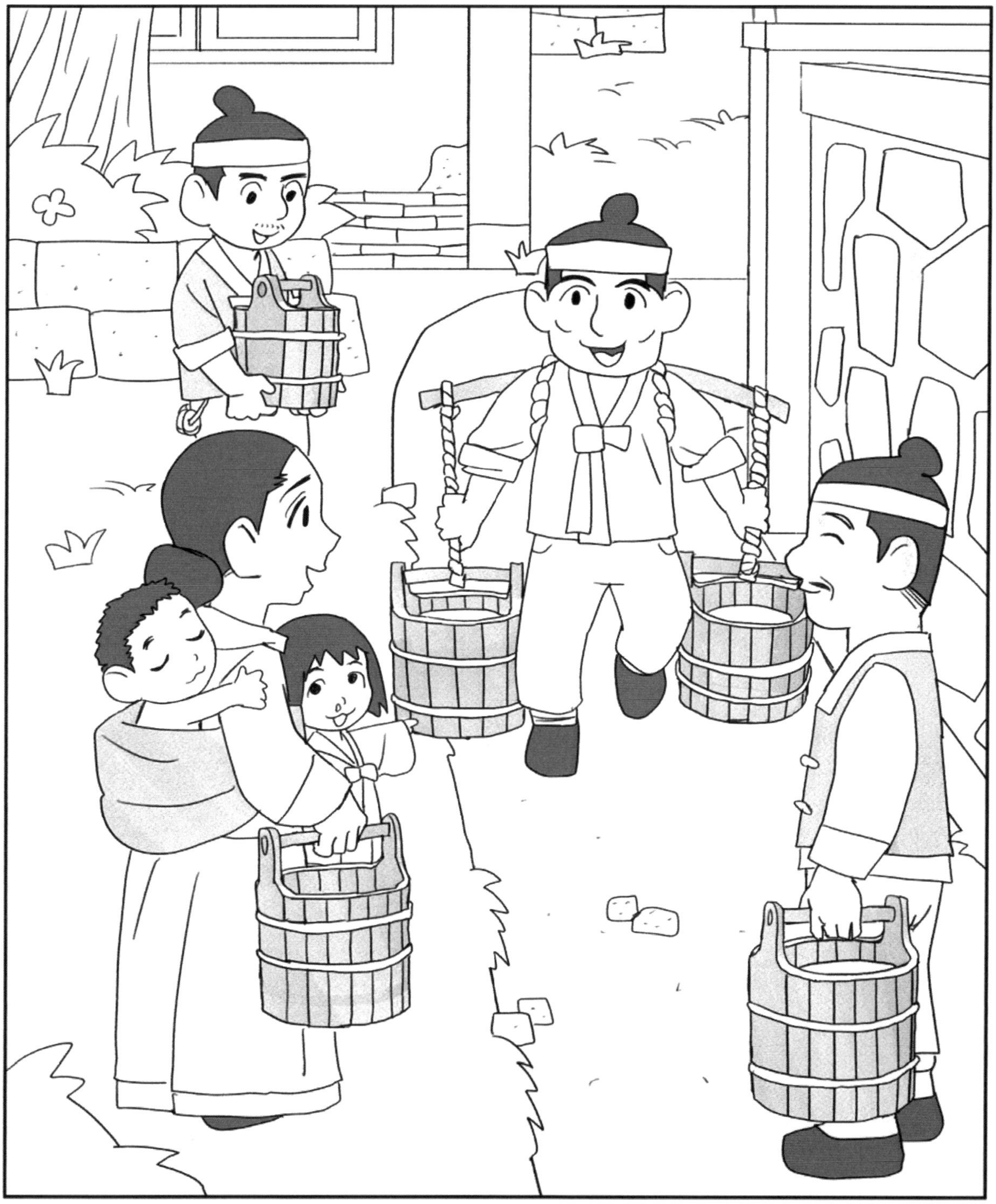

답 키와 몸무게를 더하고 100으로 나눈 값, 표준 체형의 여성인 경우 2리터 정도

17

대취타

임금님의 행차나 군대의 행진 등에 사용되는 음악을 말합니다. 태평소, 나발과 같은 관악기와 징, 용고 등의 타악기로 구성되어 불고 친다는 뜻을 가지고 있습니다. 요즘은 궁궐 수문장 교대식 등에 사용되기도 하며 매우 기운차고 장엄한 느낌으로 외국인 관광객들에게 인기가 많습니다. 대취타의 전통은 국악군악대가 잇고 있어 국가의 큰 행사에 볼 수 있습니다.

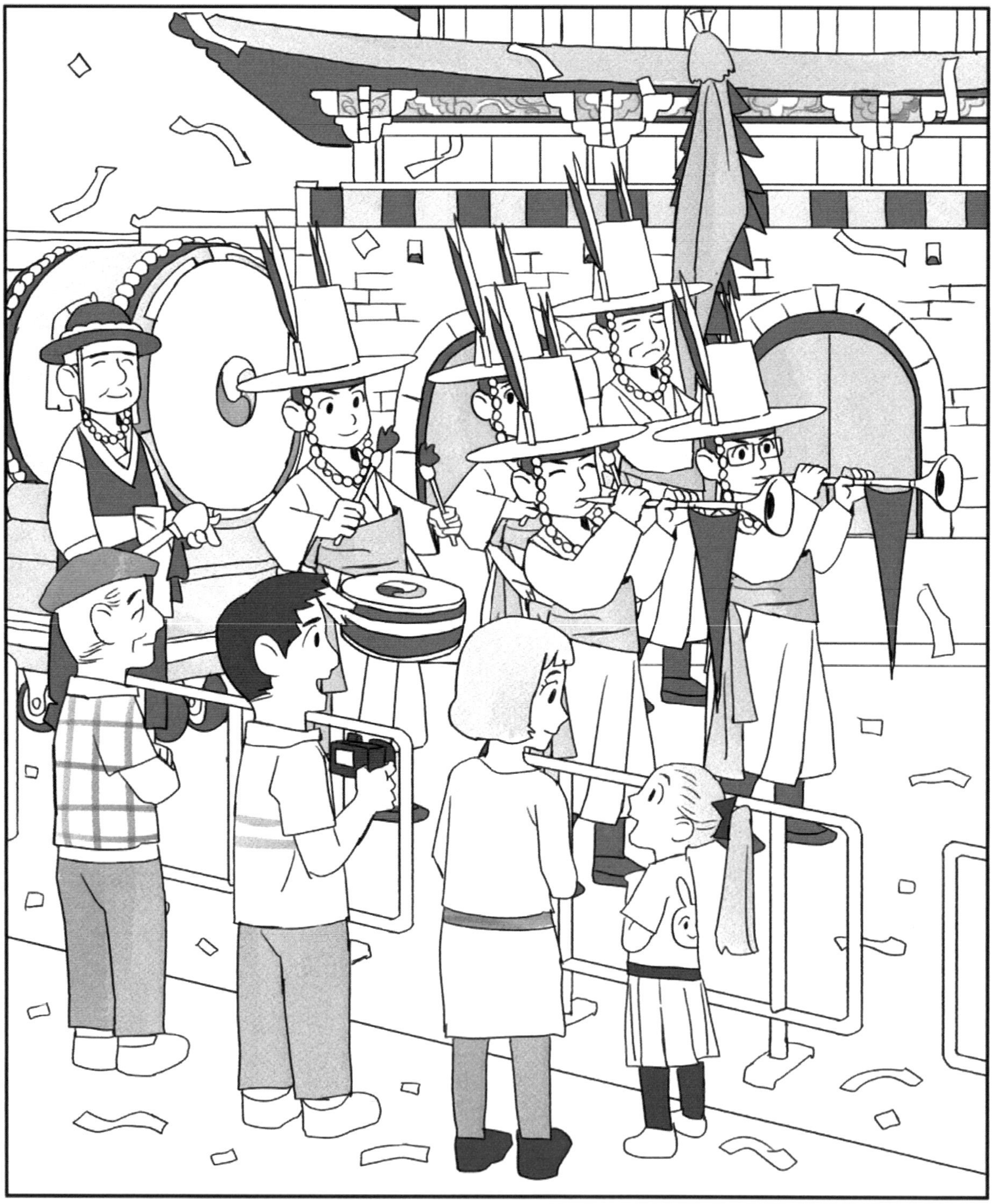

( )년 ( )월 ( )일 (이름:)

아래 그림은 왼쪽의 그림과 다른 부분이 **9개** 있습니다.
그것을 찾아서 동그라미 표시를 하세요.
다른 그림 찾기가 끝난 후에는 왼쪽 그림에 원하는 색을 칠해보세요.

국악군악대를 본 적이 있나요?

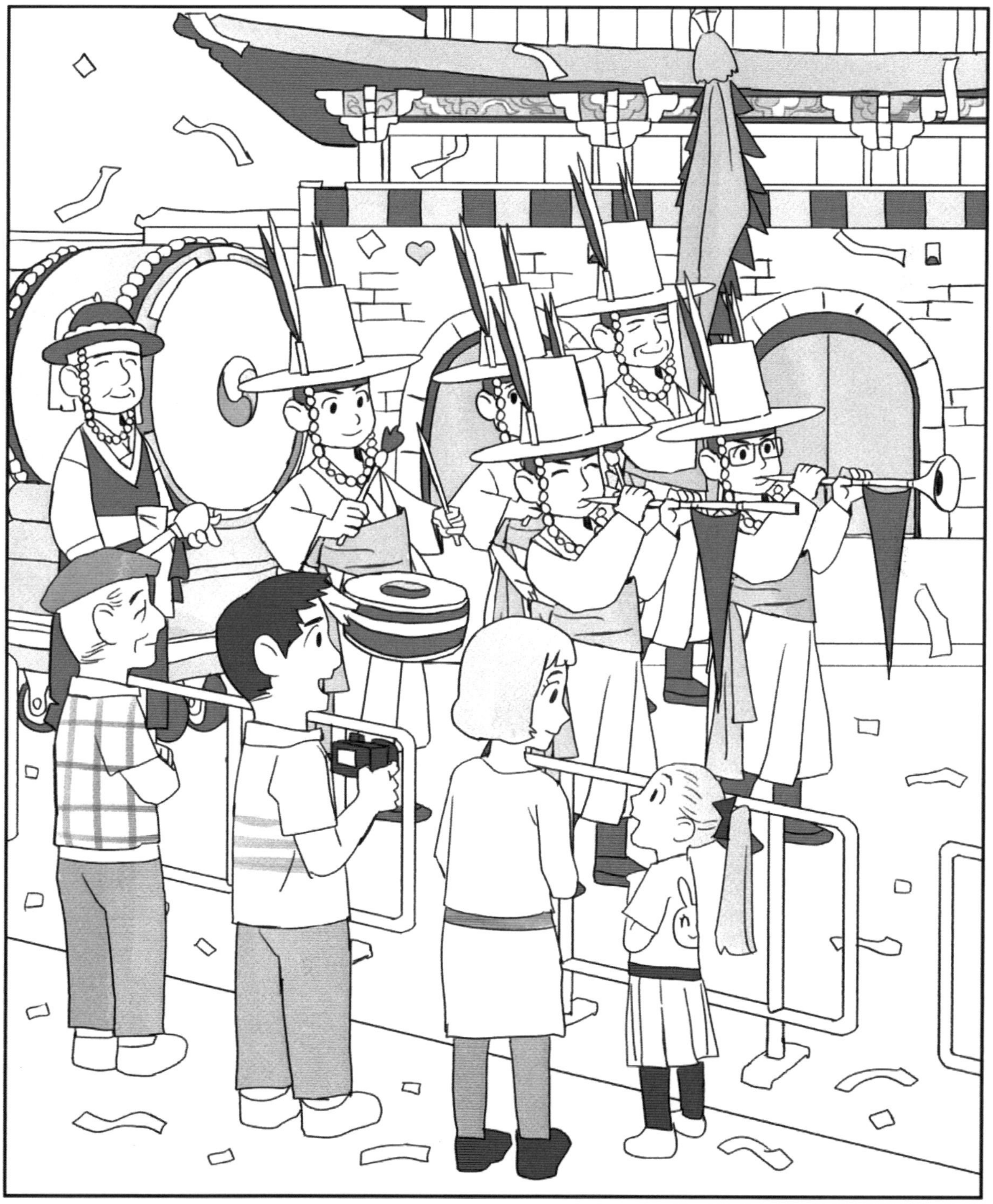

18

이야기 장사

재미있는 이야기책을 읽어주는 사람을 '전기수'라고 불렀습니다. 심청전 같은 이야기를 재미있게 들려주면 많은 사람들이 울고 웃으며 빠져들었습니다. 우리나라는 다양한 문화가 있지만 그중에 하나의 이야기를 전기수는 재미있게 읽어주고, 판소리, 마당극, 연극으로 새롭게 연출을 합니다.

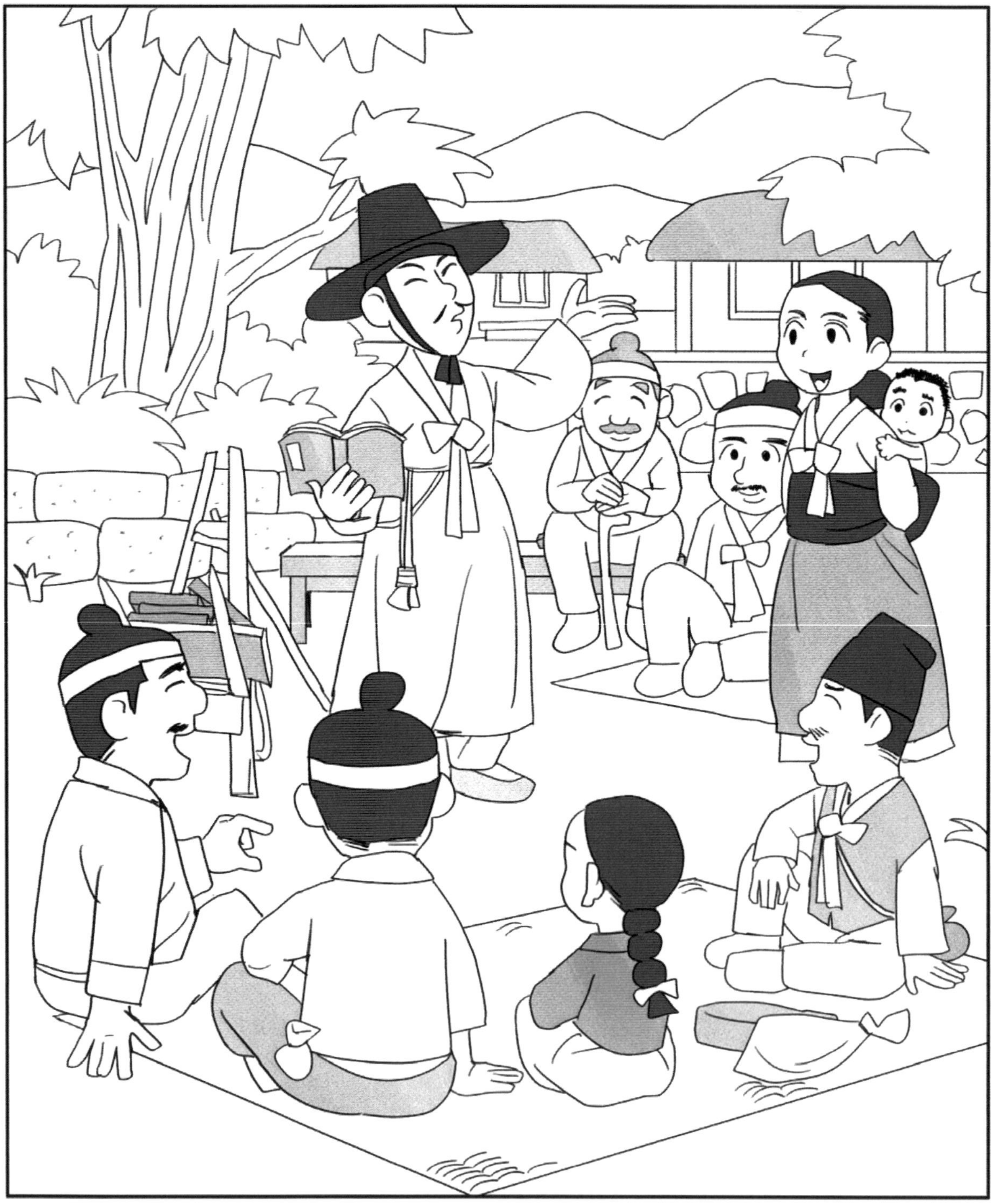

(　　　　)년 (　　)월 (　　)일 (이름 :　　　　　　　)

아래 그림은 왼쪽의 그림과 다른 부분이 **9개** 있습니다.
그것을 찾아서 동그라미 표시를 하세요.
다른 그림 찾기가 끝난 후에는 왼쪽 그림에 원하는 색을 칠해보세요.

이야기 장사 '전기수'는 요즘의 어떤 직업과 비슷할까요?

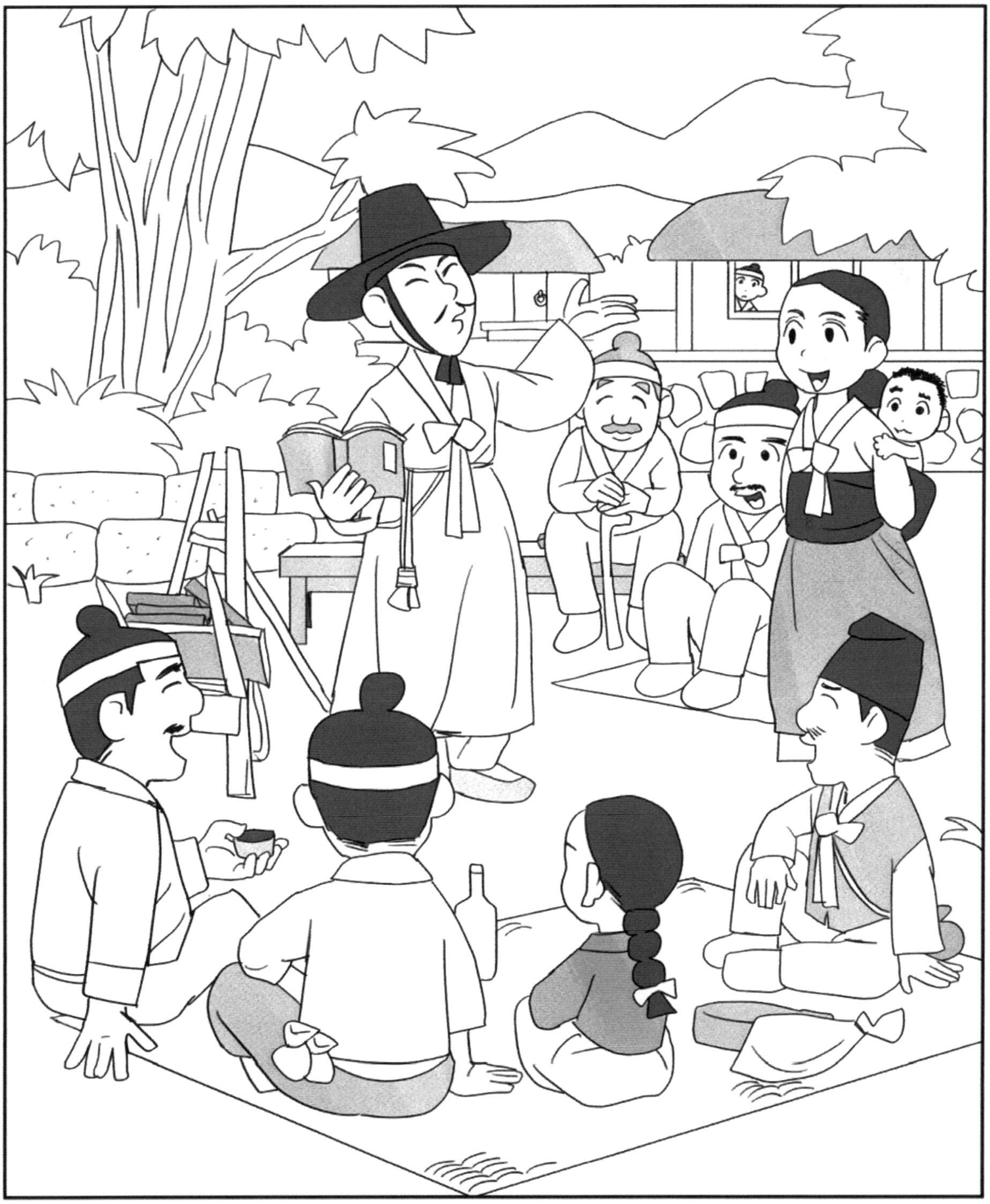

답 내레이터, 동화구연가

19

판소리

소리꾼이 고수(鼓手)의 북장단에 맞추어 서사적 이야기를 소리로 창을 하는 우리나라 전통 국악 공연을 말합니다. 삼십여 년 전 임권택 감독의 '서편제'라는 영화가 아주 인기가 있었습니다. 판소리는 섬진강 서쪽의 판소리를 서편제라고 합니다.

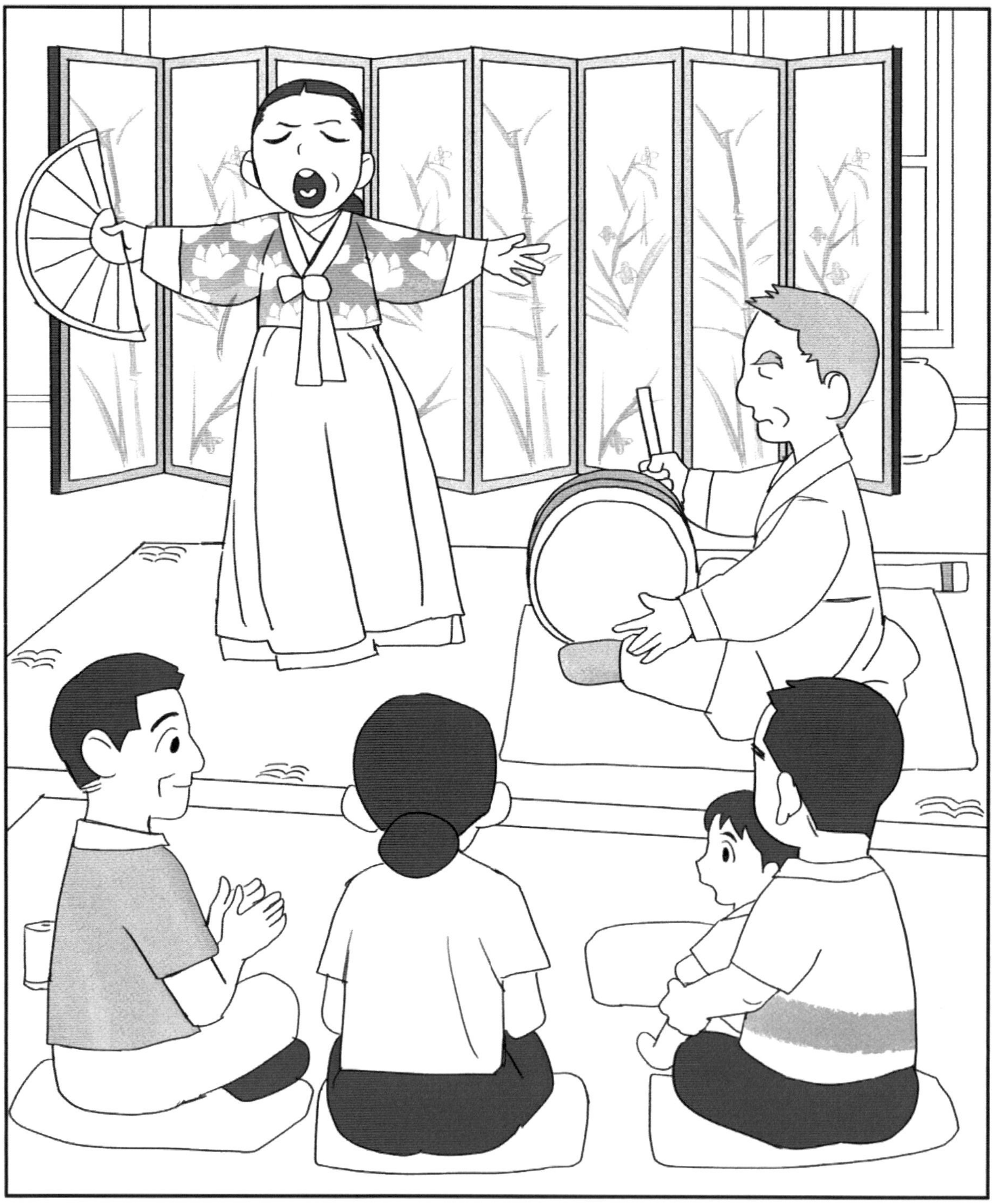

(　　　　)년 (　　)월 (　　)일 (이름 :　　　　　　　　)

아래 그림은 왼쪽의 그림과 다른 부분이 **9개** 있습니다.
그것을 찾아서 동그라미 표시를 하세요.
다른 그림 찾기가 끝난 후에는 왼쪽 그림에 원하는 색을 칠해보세요.

판소리의 여러 마당 중 아는 대로 이야기해 보세요.

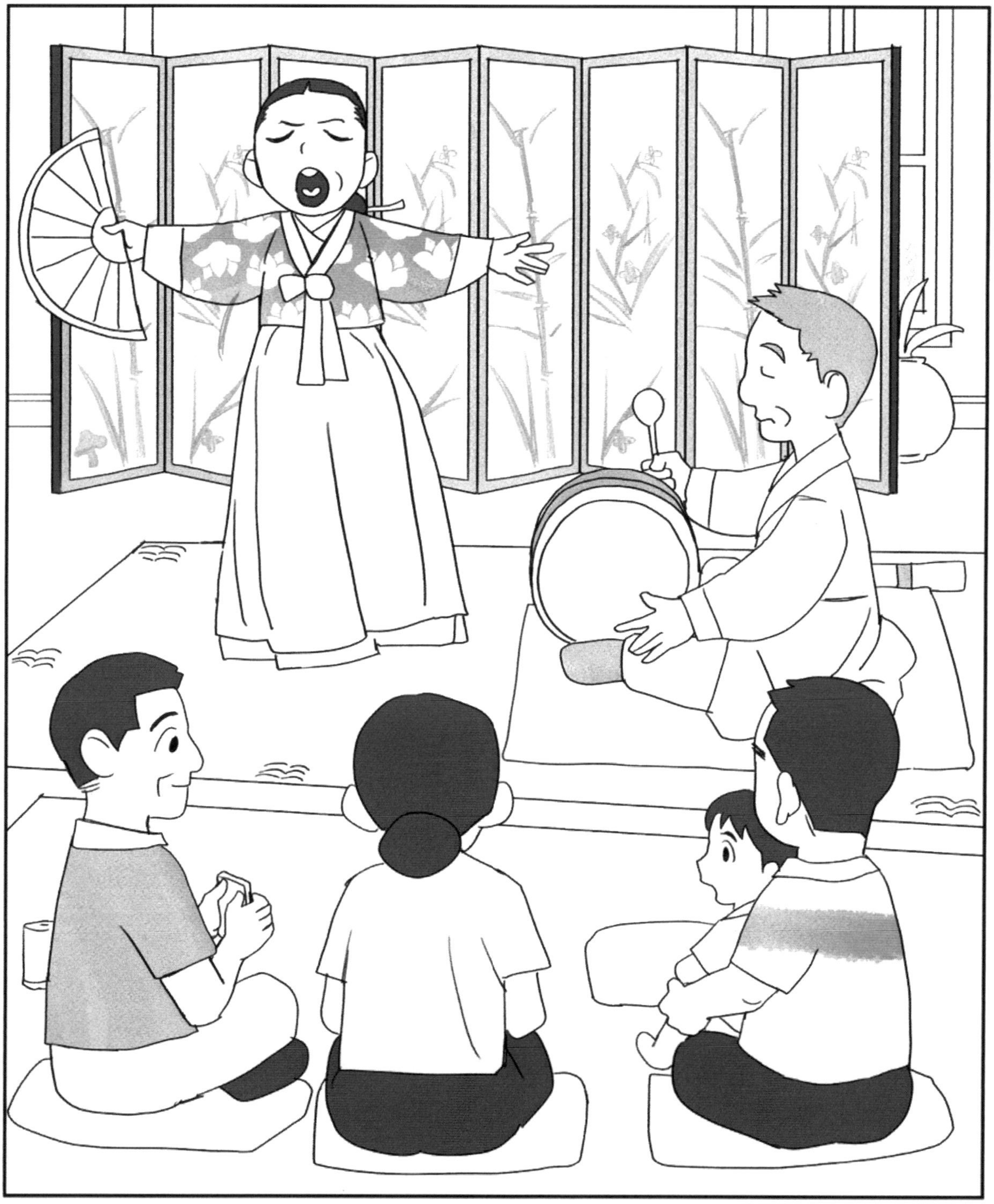

답 춘향가, 심청가, 흥보가, 적벽가, 수궁가, 변강쇠가, 배비장 타령 등

20

흥부전

다리가 부러진 제비를 구해주고 그다음 해 제비가 물어다 준 박 씨앗에서 나온 박이 무럭무럭 커 오늘은 박을 타는 날입니다. 슬렁슬렁 박을 타니 박 속에서 금은보화가 나왔습니다. 흥부네 식구들은 깜짝 놀랐습니다. 흥부를 쫓아낸 놀부가 사립문 밖에서 박속에서 나온 보물을 보고 욕심이 솟구칩니다.

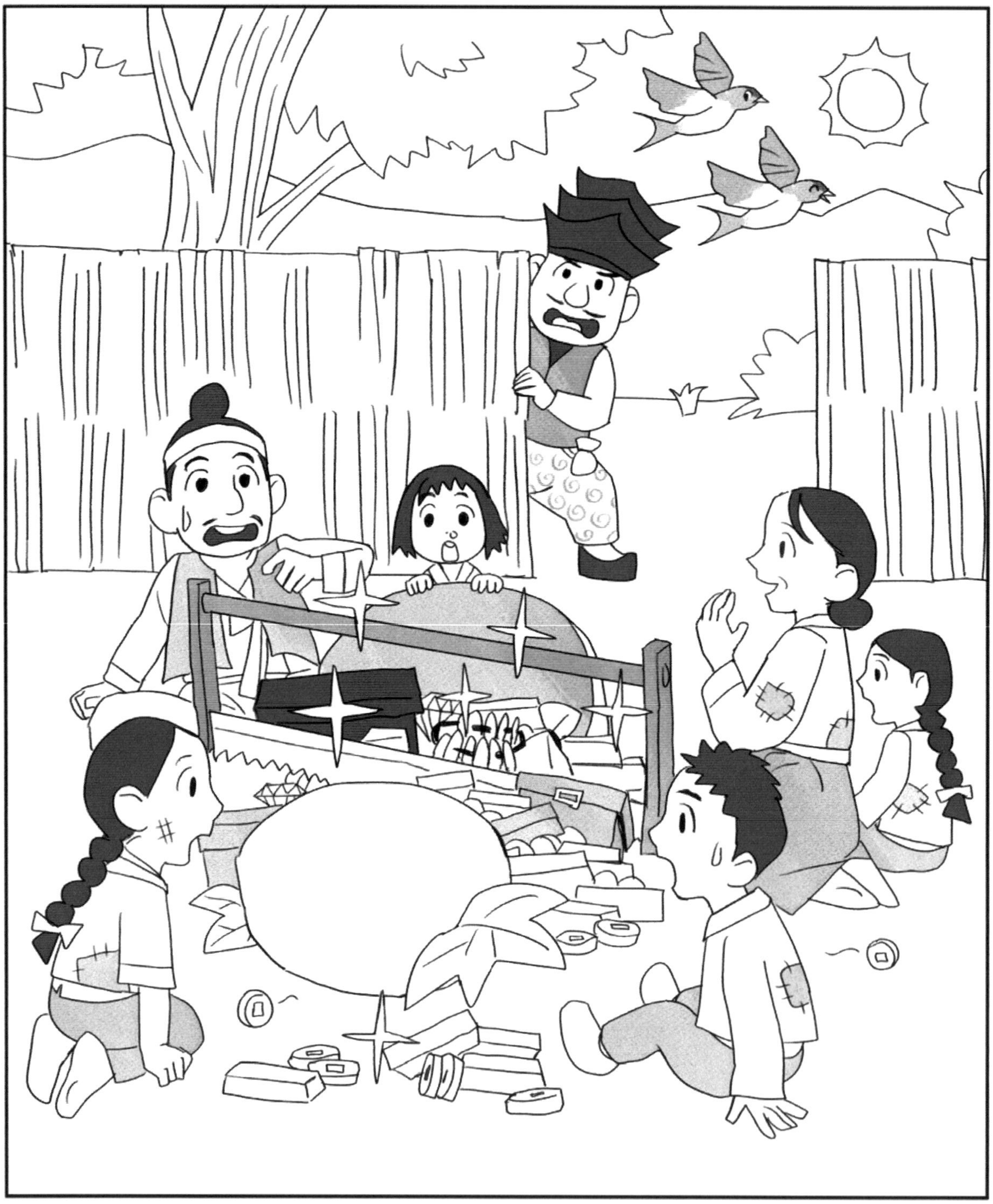

(　　　)년 (　　)월 (　　)일 (이름:　　　　　)

아래 그림은 왼쪽의 그림과 다른 부분이 **10개** 있습니다.
그것을 찾아서 동그라미 표시를 하세요.
다른 그림 찾기가 끝난 후에는 왼쪽 그림에 원하는 색을 칠해보세요.

흥부의 형님은 누구인가요?
흥부의 박속에는 무엇이 가득했나요?

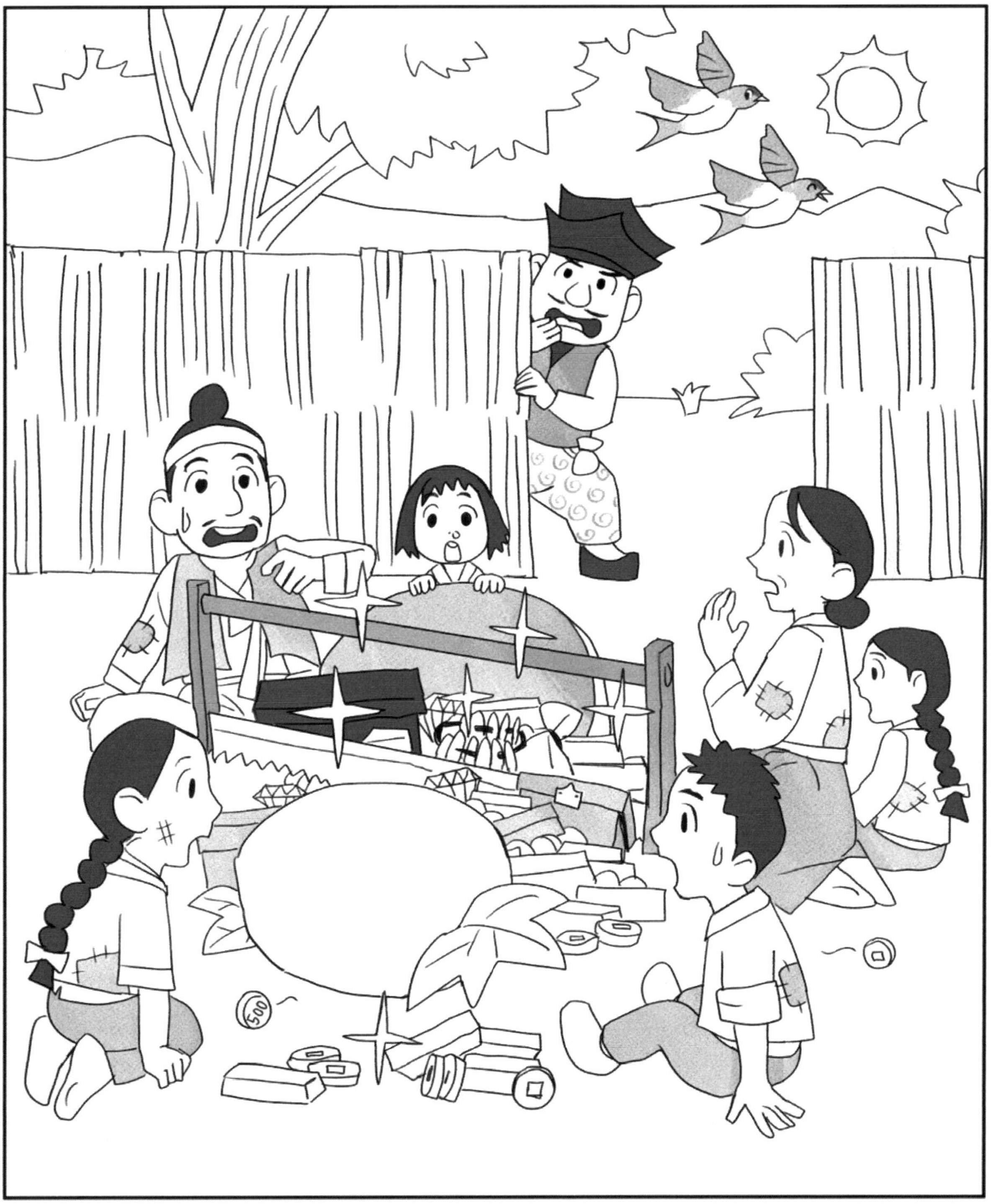

21

춘향전

조선시대 판소리계 소설로, 남녀의 애틋한 사랑 이야기입니다. 단옷날 광한루에서 이몽룡과 성춘향이 만났습니다. 이몽룡은 그네를 뛰는 춘향이를 보고 한눈에 반했답니다. 이몽룡은 한양으로 가서 과거 급제를 하고 남원으로 암행어사가 되어 내려옵니다. 그동안 이몽룡을 기다리던 춘향이는 고을 사또 변학도의 수청을 거부한 죄로 옥살이 하다가 이몽룡을 다시 만나게 됩니다.

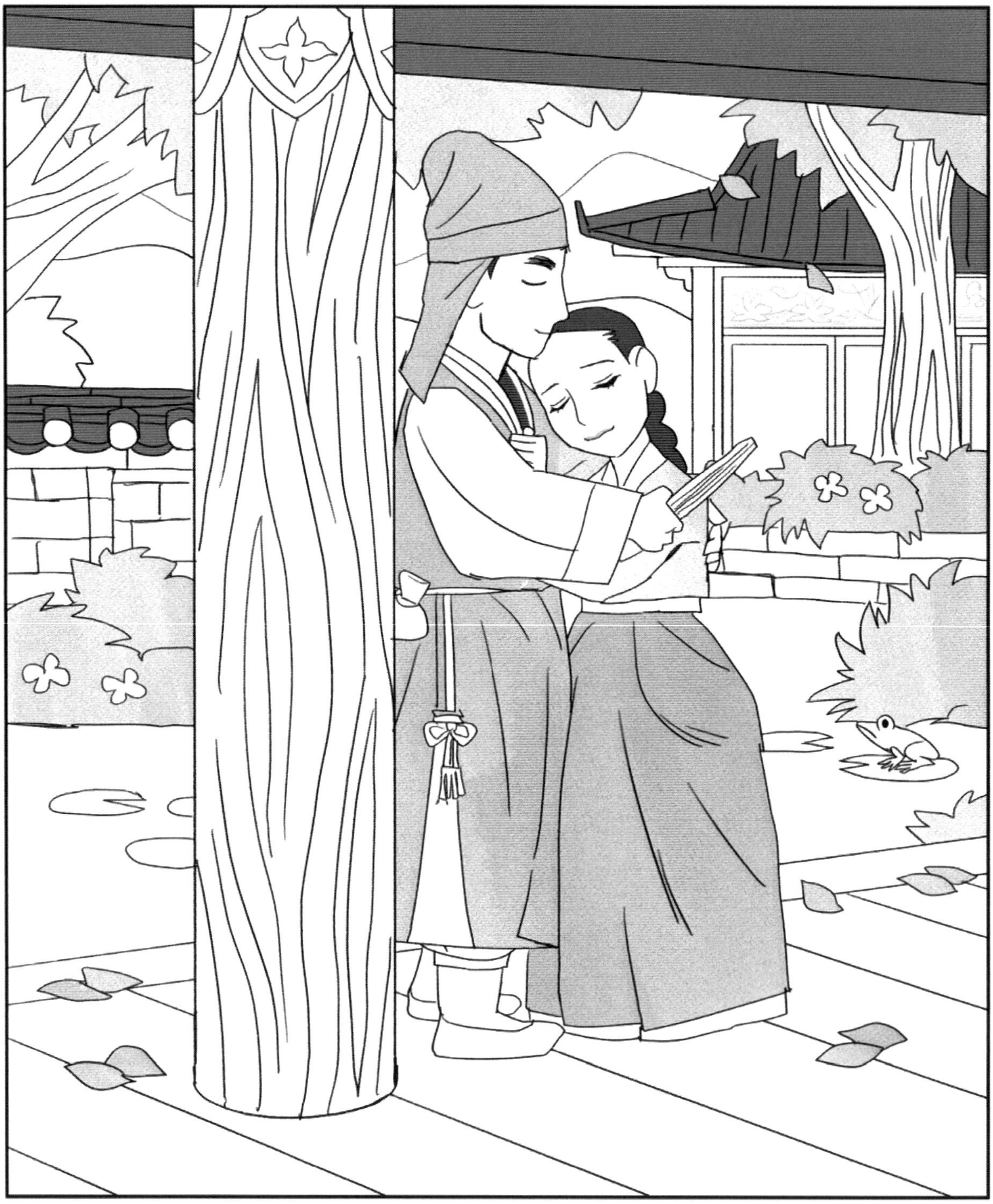

(　　　　)년 (　　)월 (　　)일　(이름 :　　　　　　　)

아래 그림은 왼쪽의 그림과 다른 부분이 **9개** 있습니다.
그것을 찾아서 동그라미 표시를 하세요.
다른 그림 찾기가 끝난 후에는 왼쪽 그림에 원하는 색을 칠해보세요.

이몽룡과 성춘향이 처음 만난 날은 언제인가요?

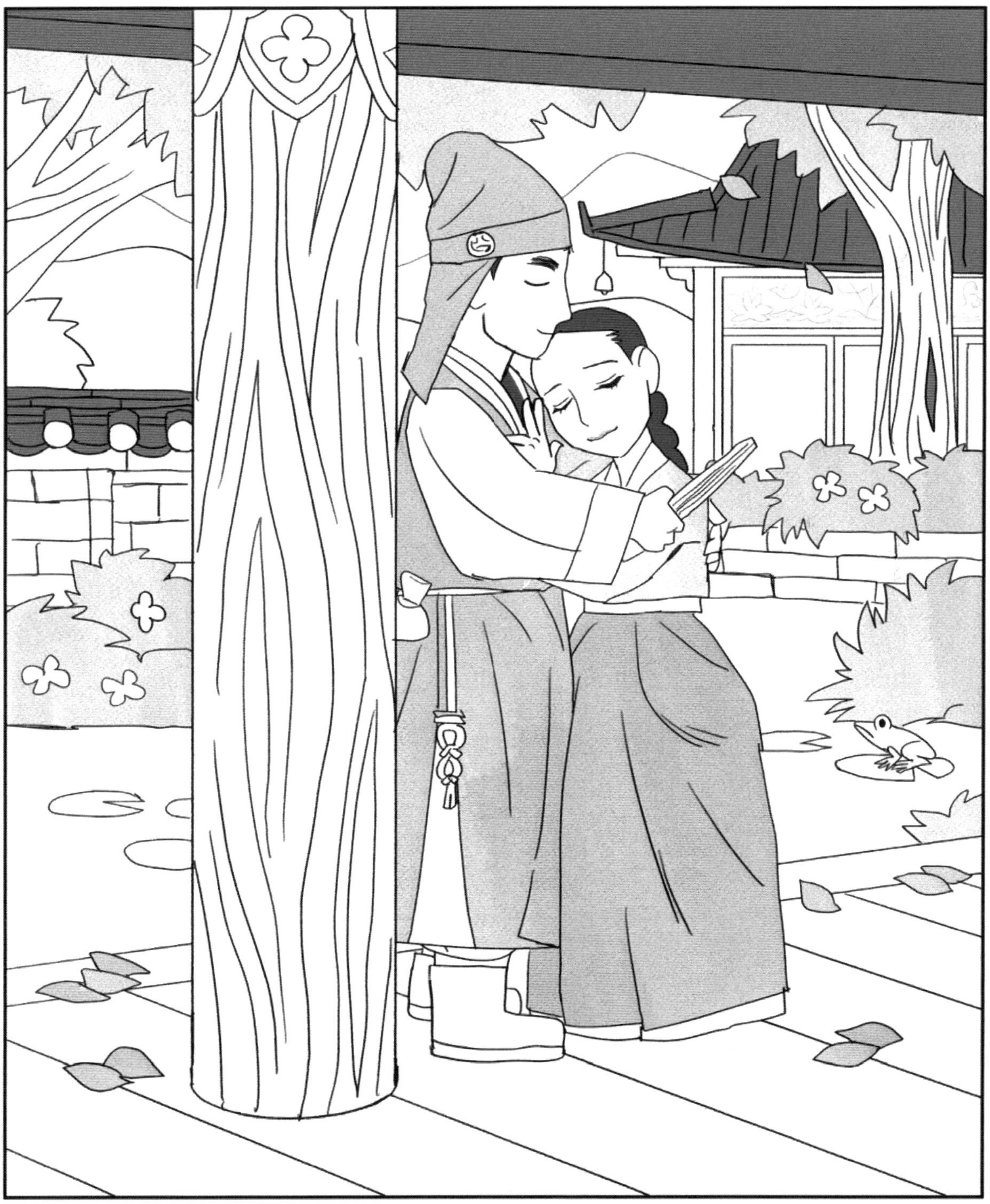

답 단오날(음력 5월 5일)

22 심청전

효녀 심청이는 아버지 심학규의 눈을 뜨게 하기 위해 상인들에게 공양미 삼백 석에 자신을 제물로 팔았습니다. 인당수의 큰 파도를 재우려면 처녀를 제물로 바다에 던져야 합니다. 큰바람과 파도로 배가 언제 뒤집힐지 모릅니다. 심청이가 아버지 눈을 뜨게 해달라고 기도를 하며 바닷물에 뛰어듭니다.

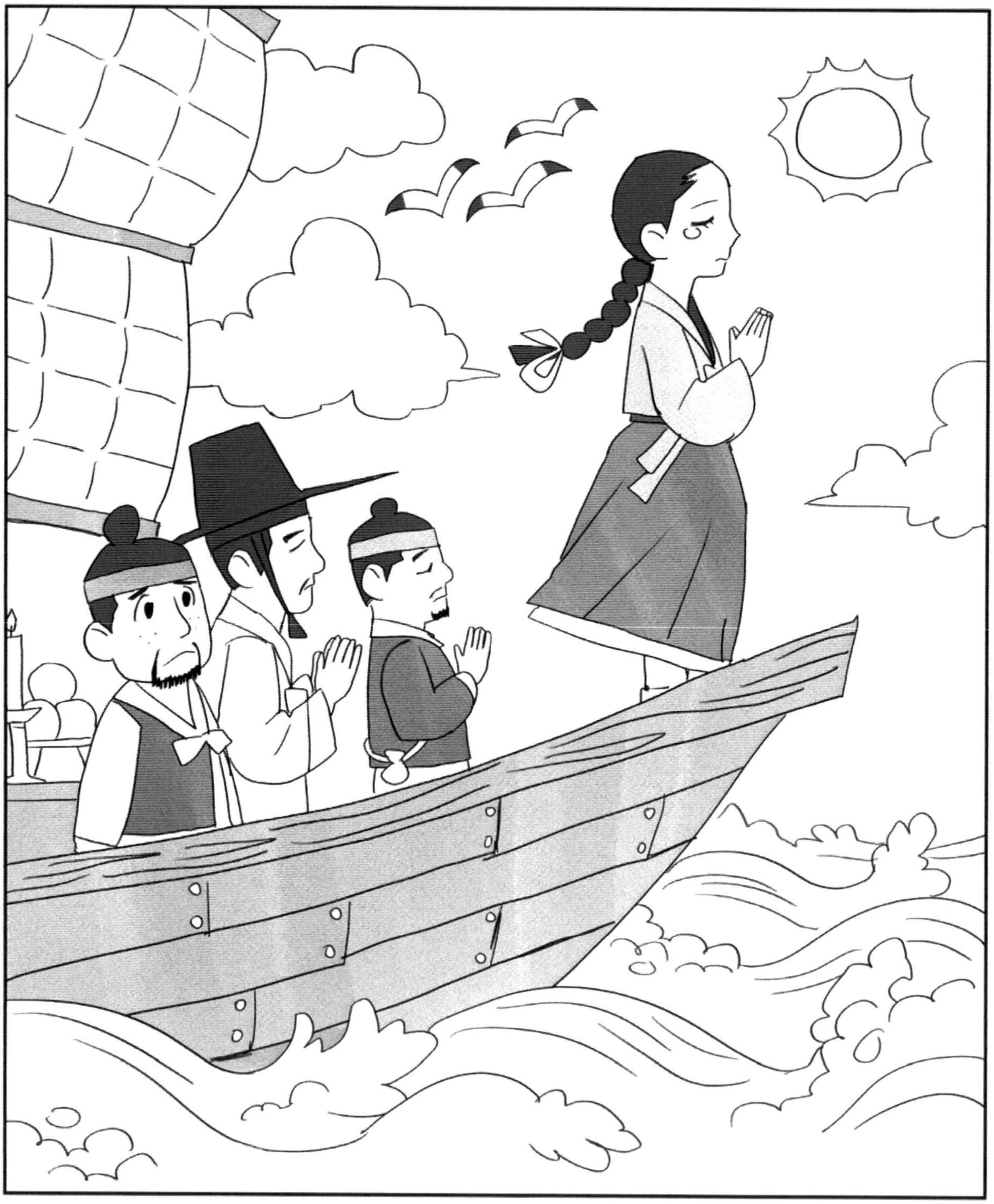

( )년 ( )월 ( )일 (이름:)

아래 그림은 왼쪽의 그림과 다른 부분이 **9개** 있습니다.
그것을 찾아서 동그라미 표시를 하세요.
다른 그림 찾기가 끝난 후에는 왼쪽 그림에 원하는 색을 칠해보세요.

심청이 제물로 바다에 뛰어들자, 옥황상제가 목숨을 구해주어 심청은 왕비가 됩니다.
심청이 바다로 뛰어들어 파도를 재우는 데 그 바다의 이름이 무엇인가요?

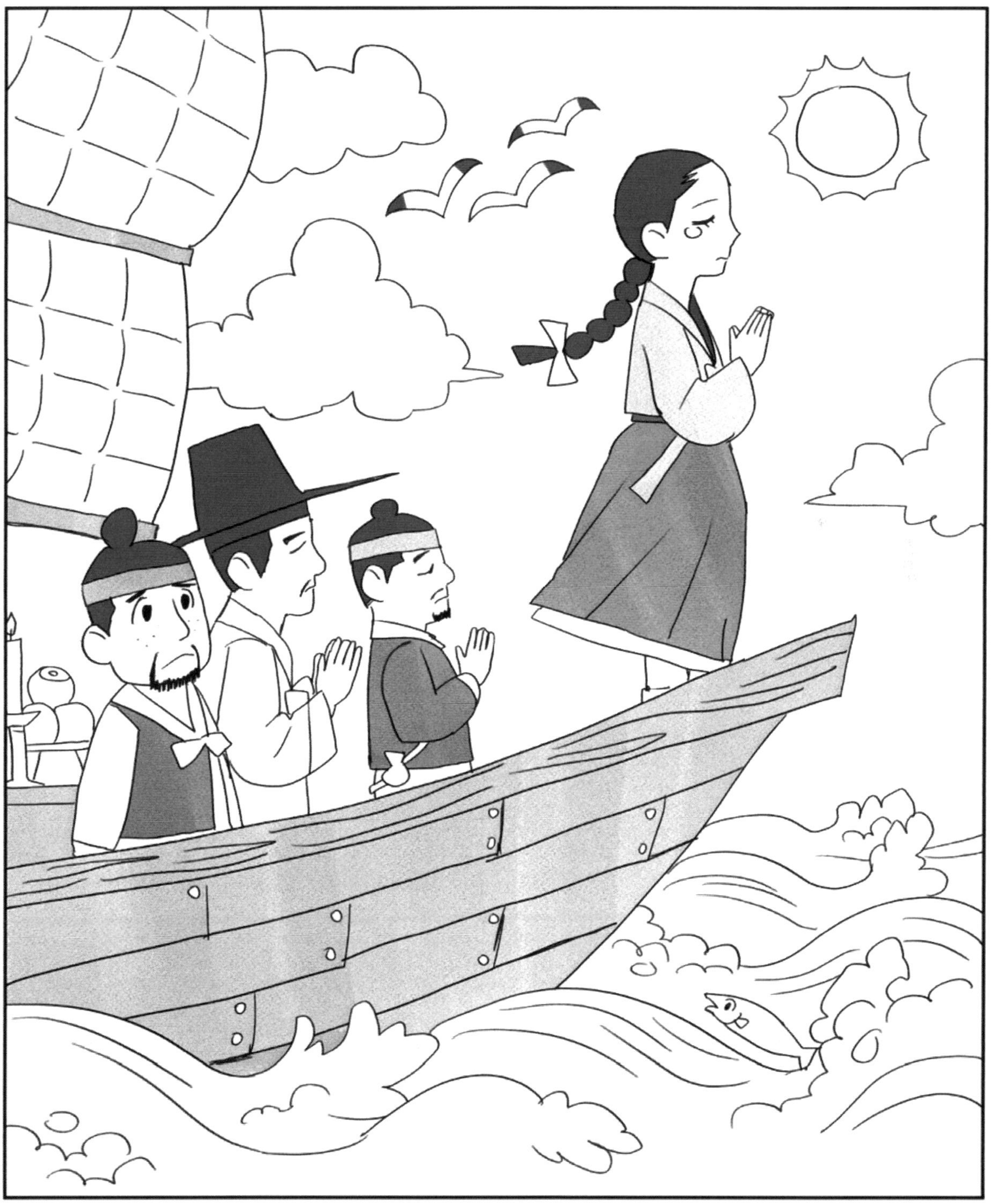

23 승무

승무는 흰 장삼에 붉은 가사를 걸치고, 염불·굿거리·자진모리장단 등 다양한 장단의 변화에 따라서 춤을 추는 것을 말합니다. 반주로는 피리, 대금, 해금, 장구, 북 등으로 고저 강약을 맞춥니다. 불교 의식, 포교 등에도 많이 이용하여 조선말에 의식, 놀이, 춤 등을 수용하면서 민속춤으로 정립되었습니다.

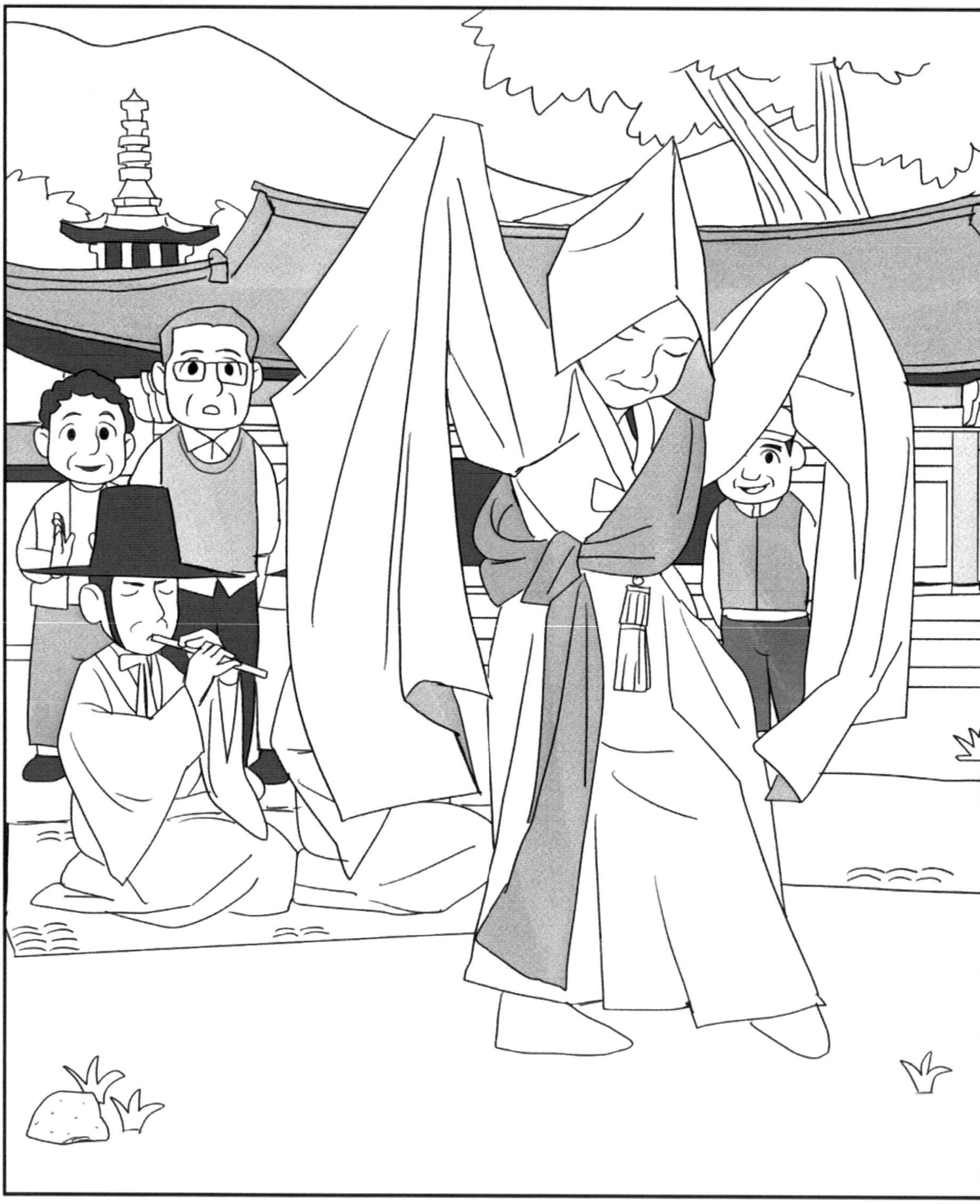

(　　　)년 (　　)월 (　　)일　(이름:　　　　　　)

아래 그림은 왼쪽의 그림과 다른 부분이 **9개** 있습니다.
그것을 찾아서 동그라미 표시를 하세요.
다른 그림 찾기가 끝난 후에는 왼쪽 그림에 원하는 색을 칠해보세요.

승무는 부처님 오신 날 사찰에서 많이 추는 춤 중의 하나입니다. 승무를 본 적이 있나요?

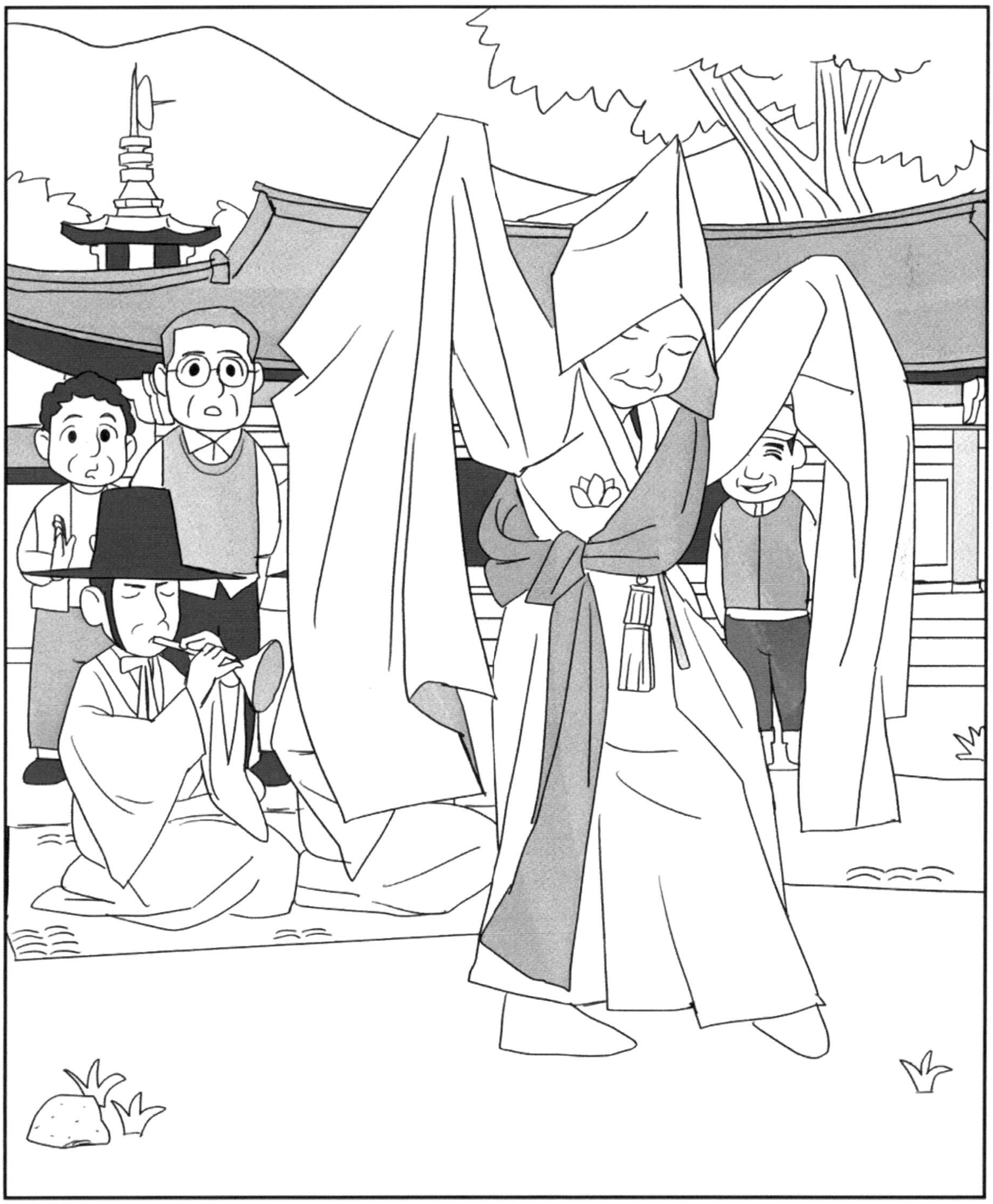

24 살풀이

살풀이장단에 맞춰 추는 춤으로 무속에서 나온 제의적 성격의 춤입니다. 살을 푼다는 의미로 우리 민족은 한이 많은 민족이라 살풀이춤도 만들어졌나 봅니다. 예전에는 무녀가 주로 추었다고 하는데 요즘은 보기가 어렵습니다.

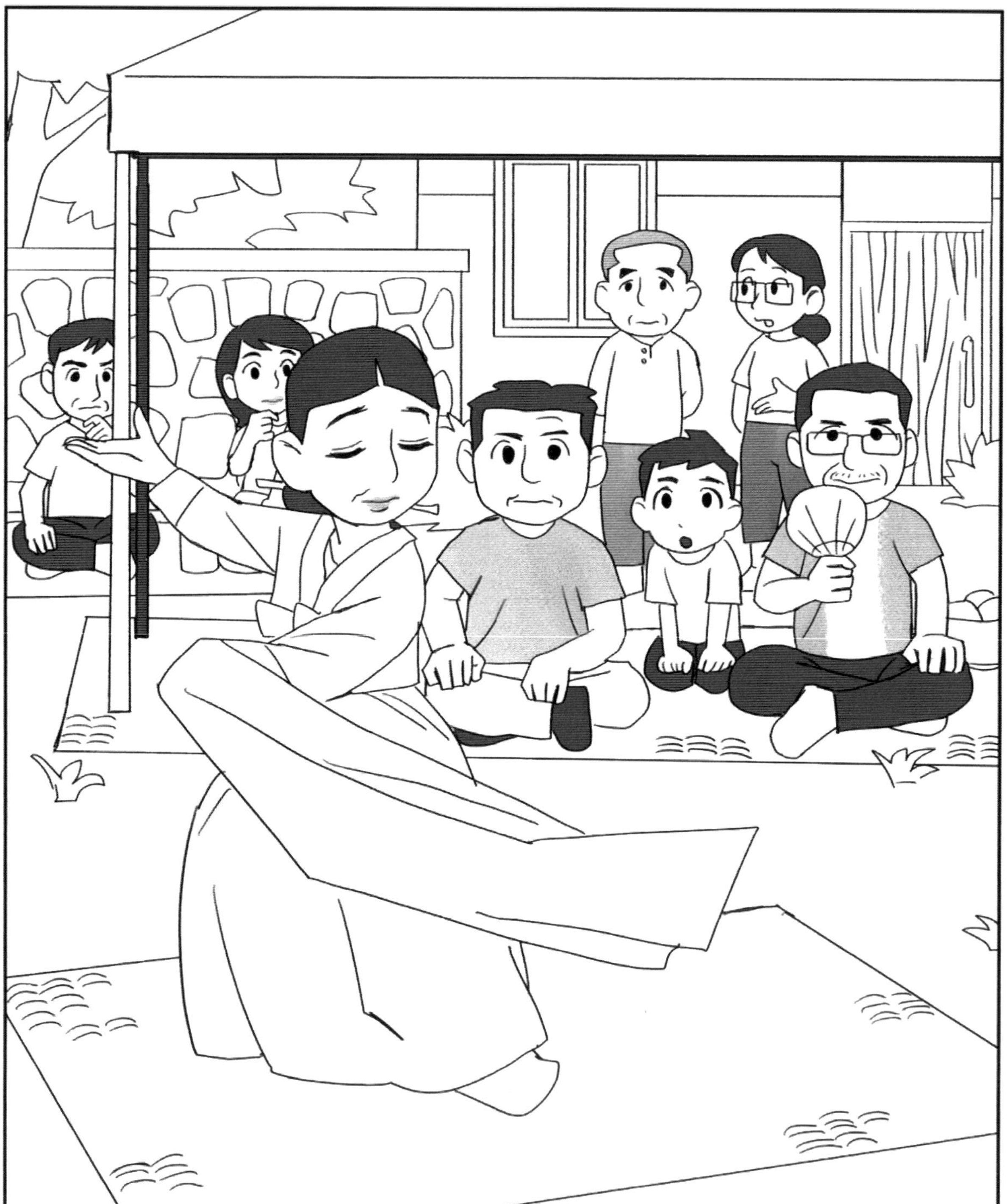

(　　　)년 (　　)월 (　　)일 (이름:　　　　　　)

아래 그림은 왼쪽의 그림과 다른 부분이 **9개** 있습니다.
그것을 찾아서 동그라미 표시를 하세요.
다른 그림 찾기가 끝난 후에는 왼쪽 그림에 원하는 색을 칠해보세요.

요즘 케이-팝 등 한국의 문화가 세계 최고의 인기를 얻고 있는데, 이러한 춤이 하나하나 모여 새로운 문화를 만들고 있습니다.

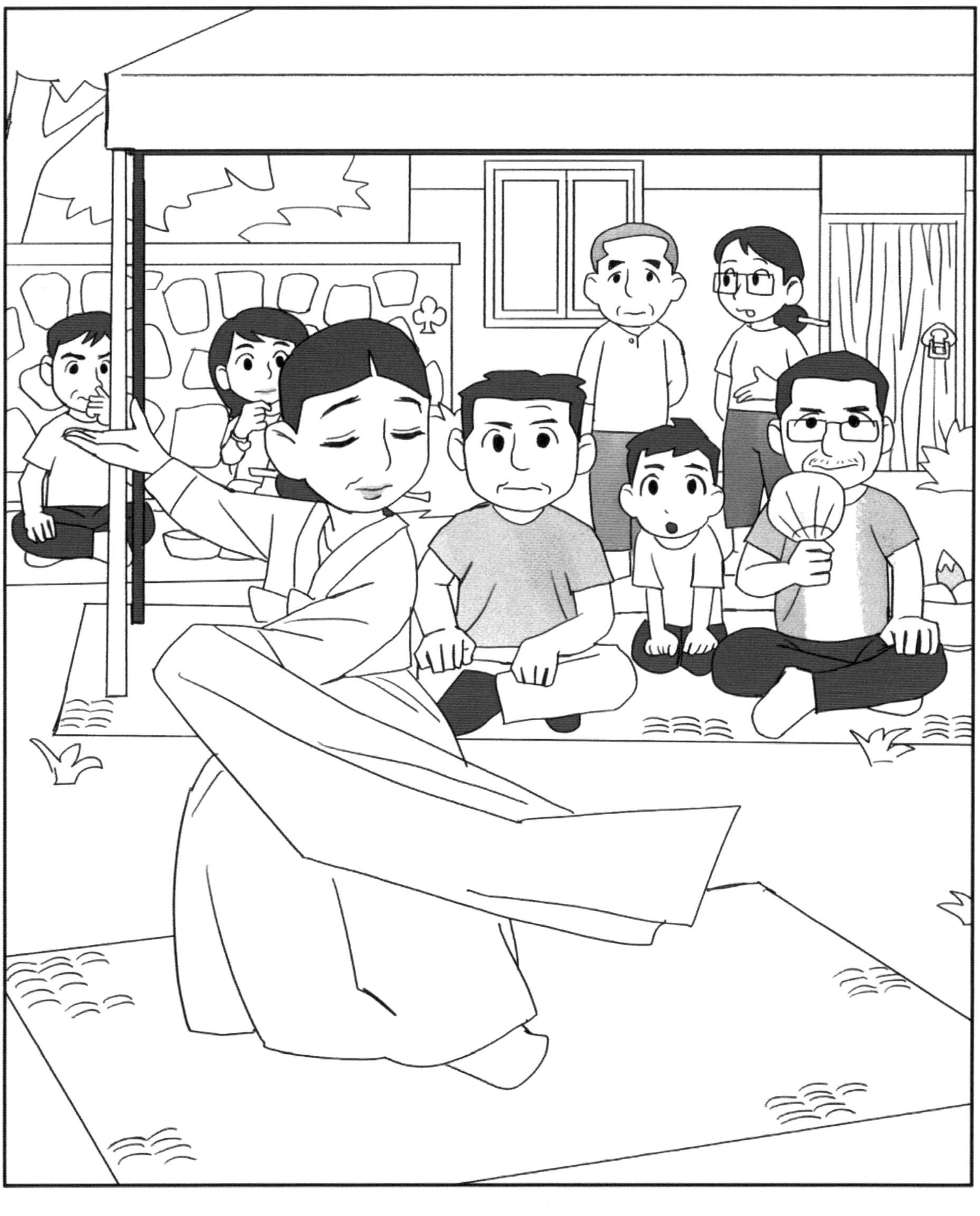

25

연등축제

부처님 오신 날 전국의 사찰에서는 연등을 밝힙니다. 서울에서는 삶의 고통을 드러내고 자비가 충만한 세상을 기원하는 의식으로 제등행진을 하는데 부처님을 모시고 다양한 등의 형상을 들고 많은 불자가 등을 밝히고 연등놀이를 합니다.

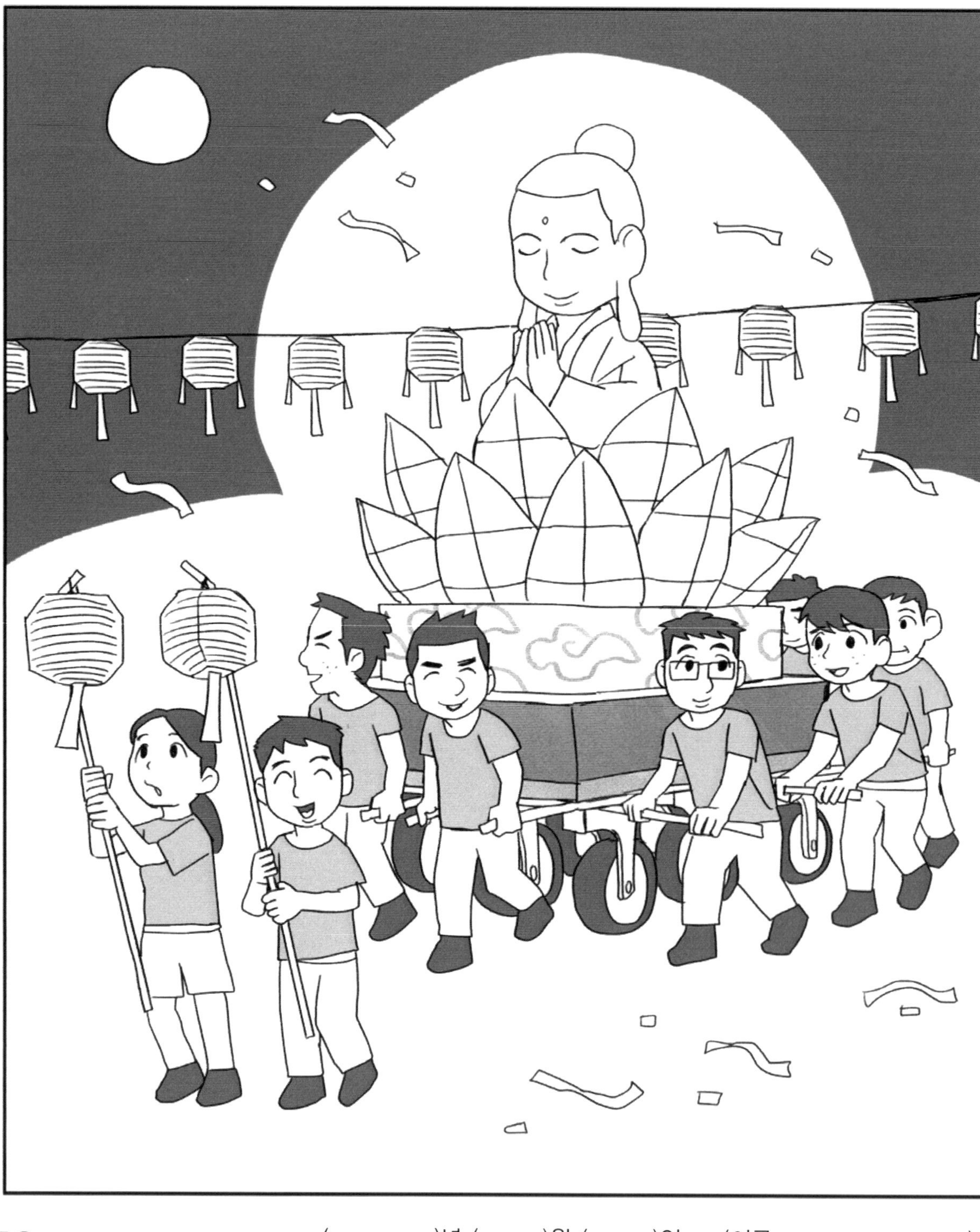

(　　　)년 (　　)월 (　　)일 (이름 :　　　　　　　　)

아래 그림은 왼쪽의 그림과 다른 부분이 **10개** 있습니다.
그것을 찾아서 동그라미 표시를 하세요.
다른 그림 찾기가 끝난 후에는 왼쪽 그림에 원하는 색을 칠해보세요.

연등놀이는 부처님 오신날을 기념합니다. 부처님이 오신 날은 언제일까요?

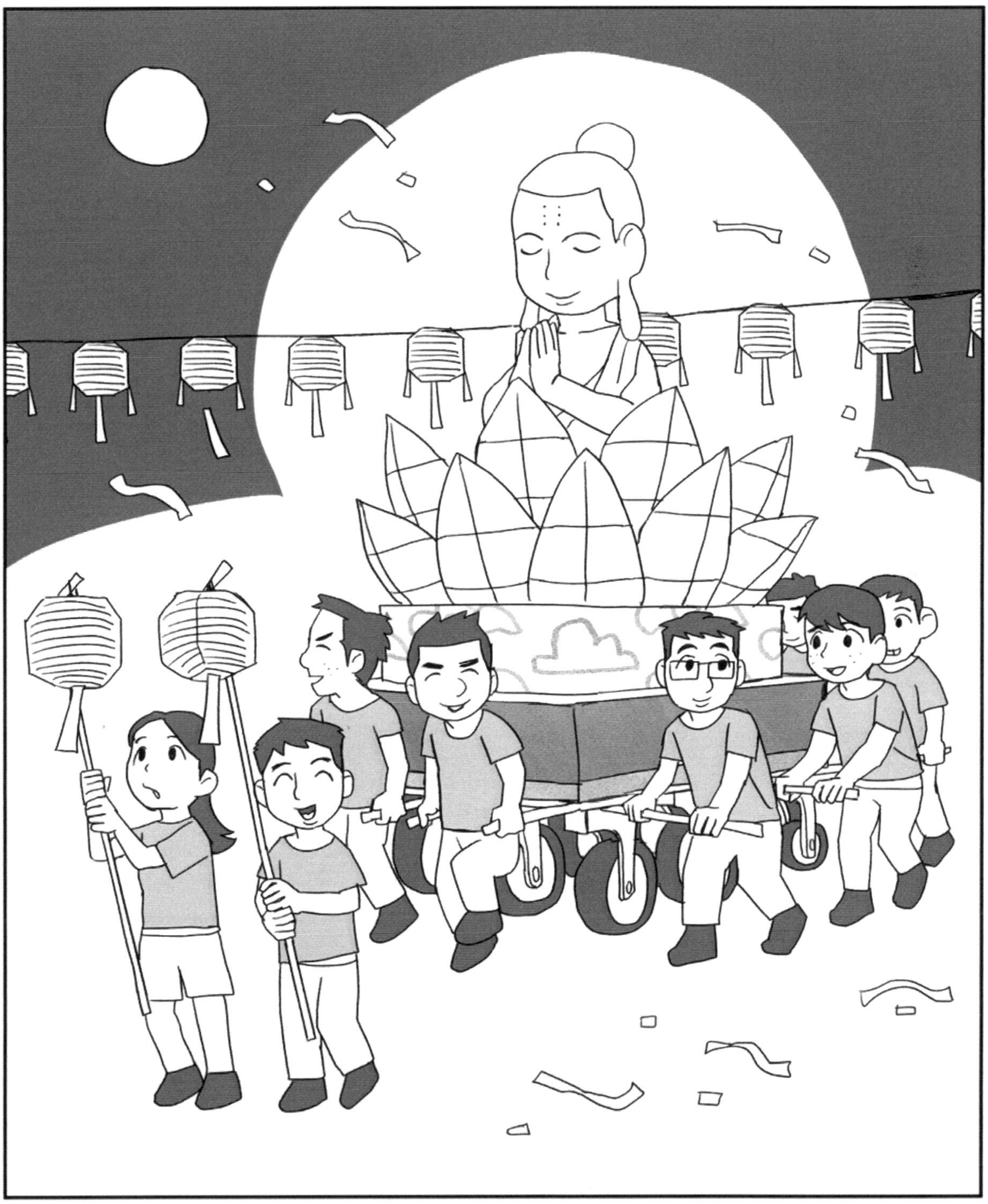

답 사월 초파일(음력 4월 8일)

26

하회별신굿

하회마을에서 음력 정초에 서낭제를 지내면서 하던 굿을 말합니다. 익살스럽게 만든 각시탈과 양반탈을 쓰고 양반과 파계승을 풍자하며, 서민의 궁핍함을 보여주는 등 여러 가지 마당으로 진행됩니다. 오늘은 양반탈을 쓰고 양반을 흉보는 마당이 진행되고 있습니다. 경북 안동의 하회마을은 물[하;河]이 돌아[회;回] 간다고 해서 붙인 이름입니다.

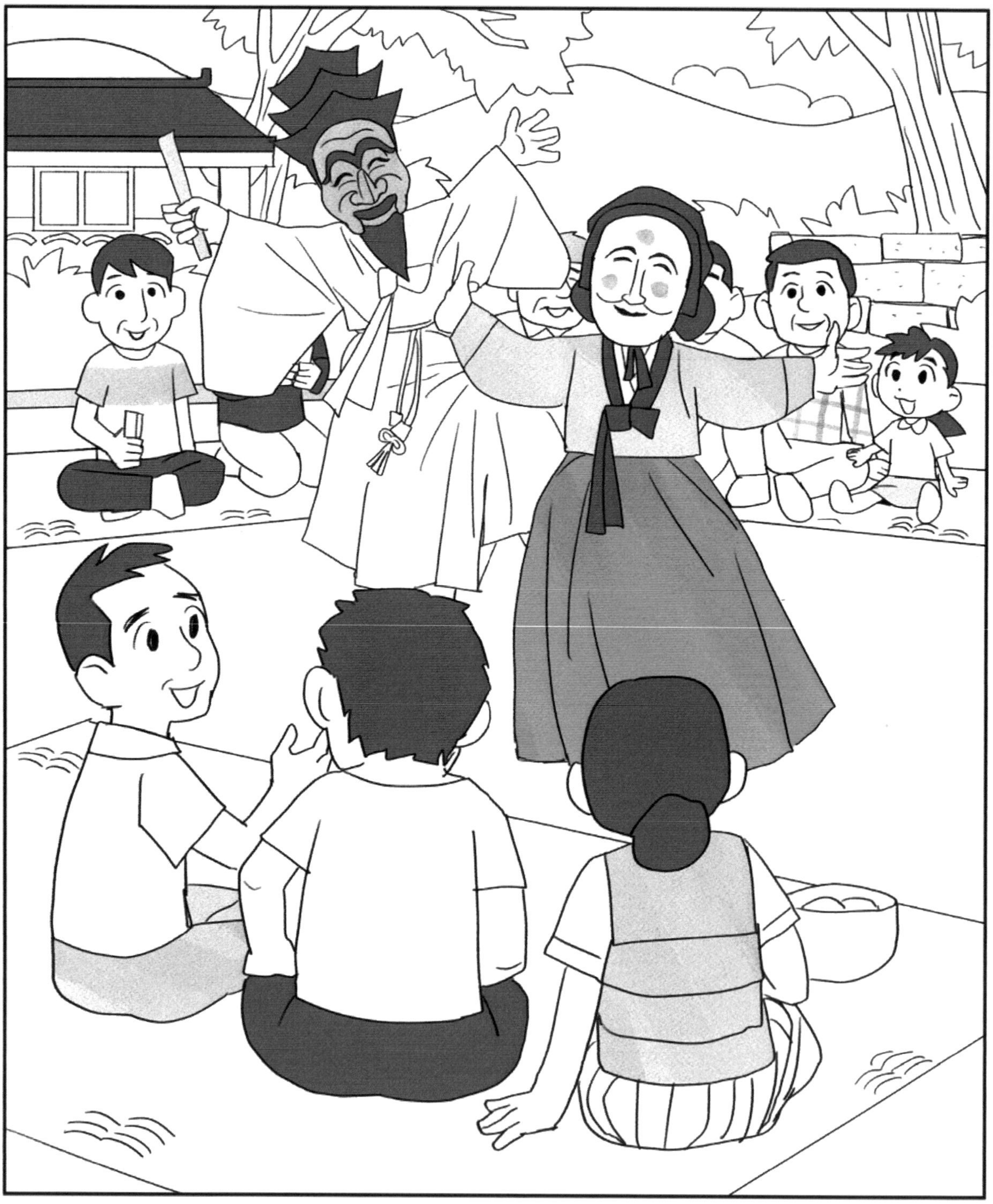

(　　　)년 (　　)월 (　　)일　(이름 :　　　　　　　)

아래 그림은 왼쪽의 그림과 다른 부분이 **11개** 있습니다.
그것을 찾아서 동그라미 표시를 하세요.
다른 그림 찾기가 끝난 후에는 왼쪽 그림에 원하는 색을 칠해보세요.

우리나라에는 하회별신굿과 같이 탈을 쓰고 진행하는 광대 굿판들이 많이 있습니다.
알고 있는 것을 이야기해 보세요.

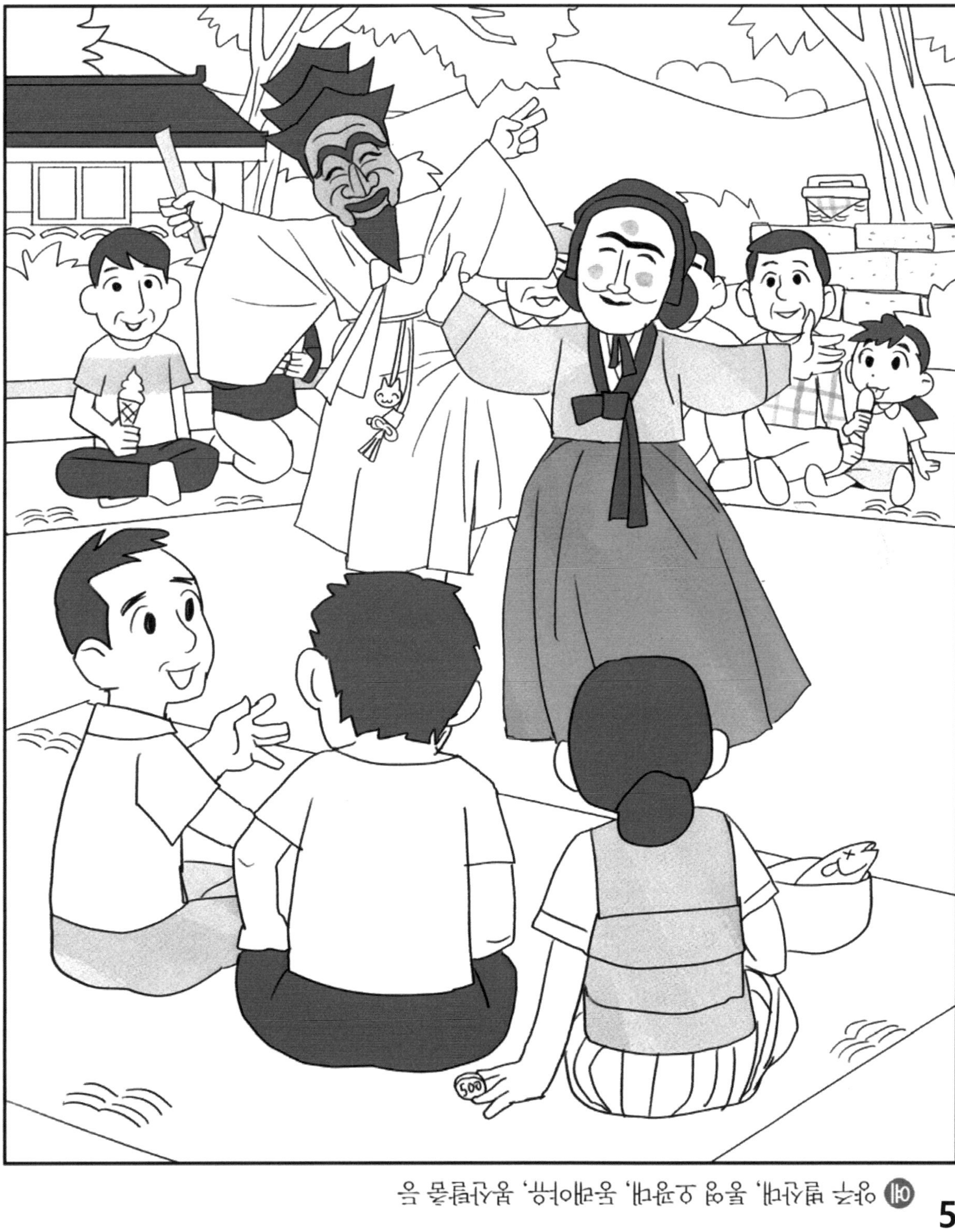

예) 양주 별산대, 통영 오광대, 동래야류, 봉산탈춤 등

27

풍어제

삼면이 바다인 우리나라는 고기잡이를 위해 바다에 나가는 뱃사람들의 만선과 무사 귀환을 바라는 풍어제를 많이 올립니다. 바다의 용왕님께 고기 많이 잡고, 사고 없이 돌아올 수 있도록 기원하는 것입니다. 바다의 신령님을 모시는 해신당 무녀가 큰 풍어제를 올리고 있습니다.

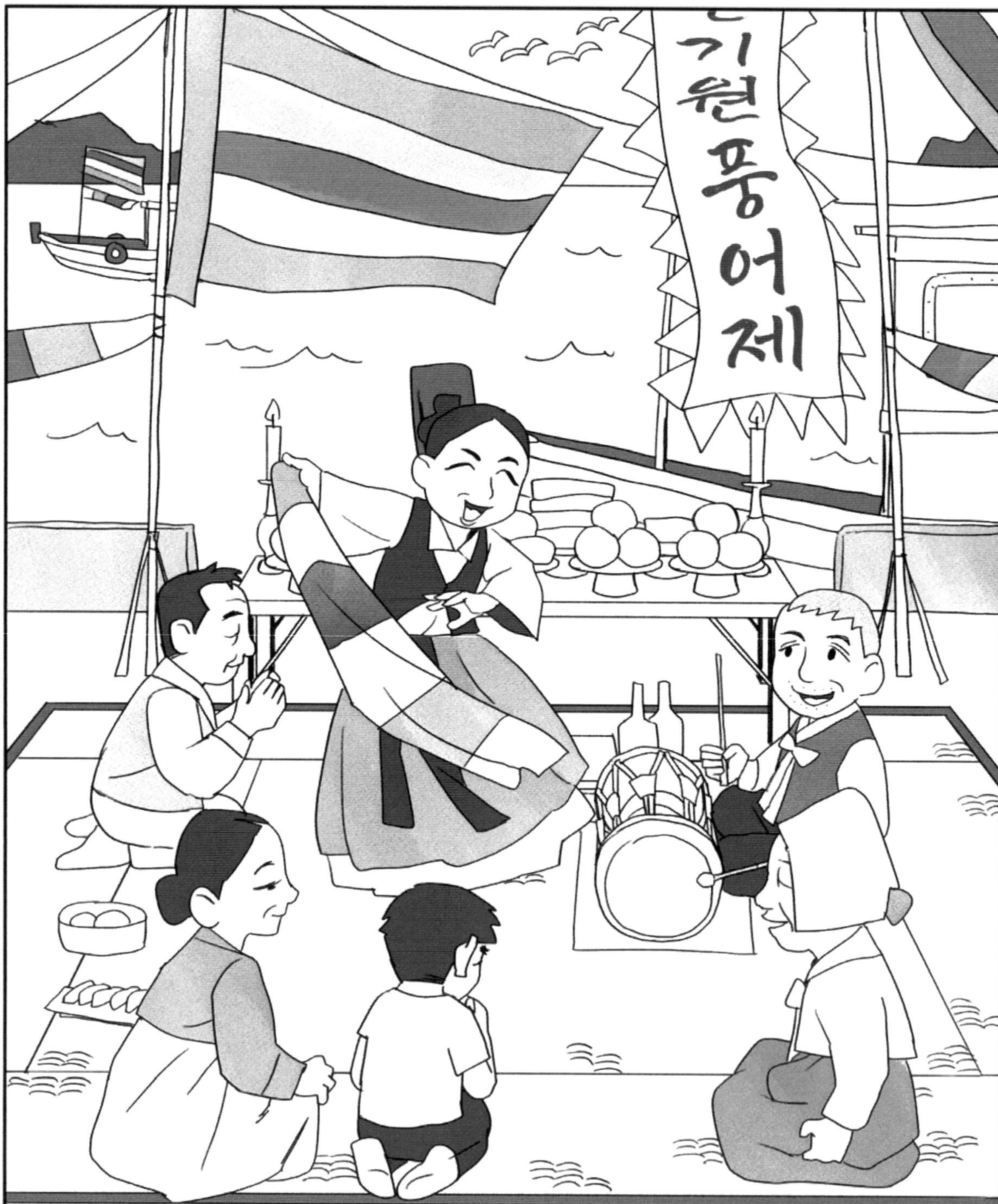

(　　　　)년 (　　)월 (　　)일　(이름:　　　　　　　　)

아래 그림은 왼쪽의 그림과 다른 부분이 **11개** 있습니다.
그것을 찾아서 동그라미 표시를 하세요.
다른 그림 찾기가 끝난 후에는 왼쪽 그림에 원하는 색을 칠해보세요.

바다를 다스리는 신령님을 모신 곳을 무엇이라 할까요?

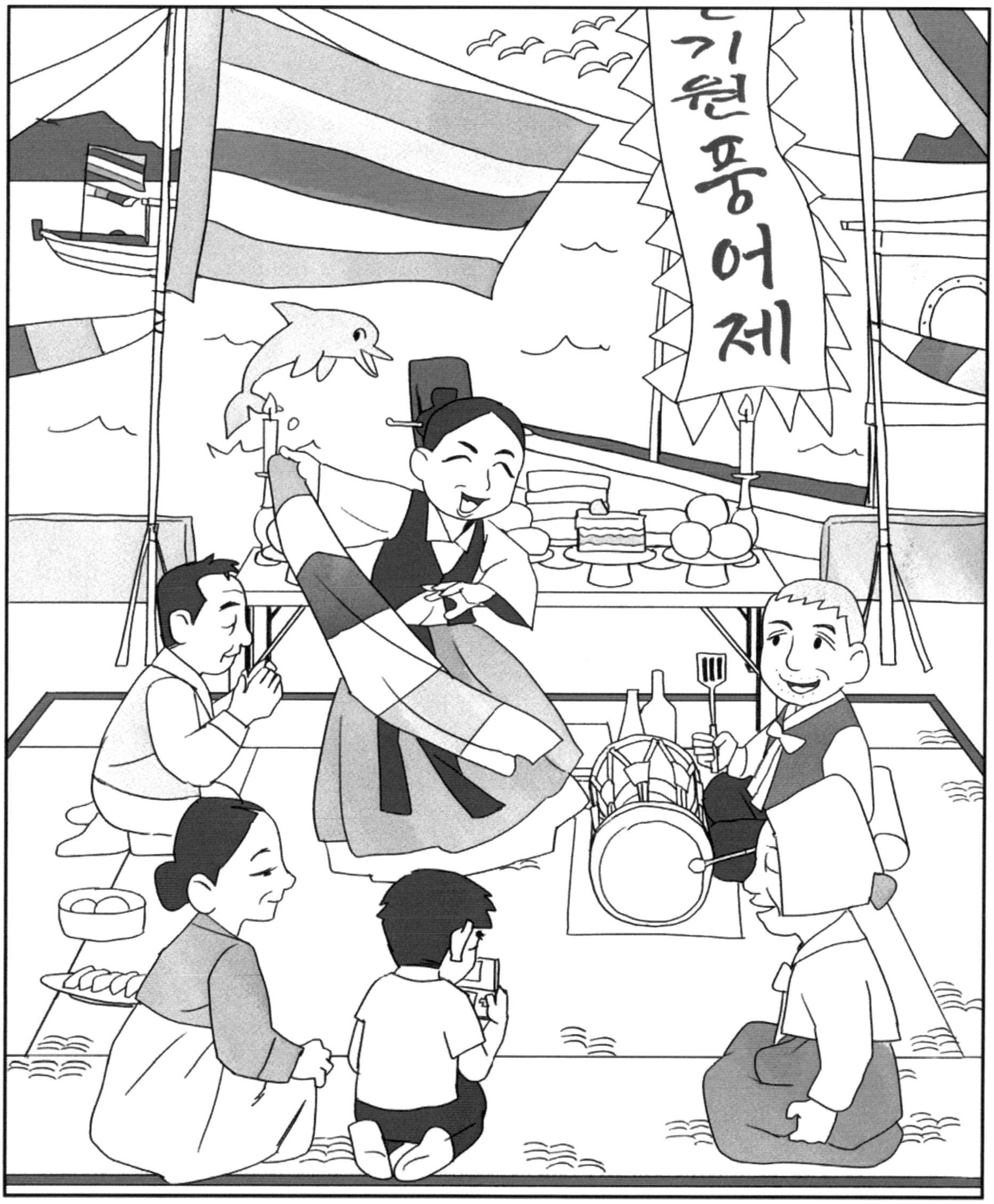

답 해신당

28

닭싸움

닭끼리 싸움을 붙여 이를 보고 즐기거나 내기를 거는 민속놀이입니다. 싸움닭으로 키우기 위해서 많은 정성을 들이는데 닭 주인의 정성은 상관없이 닭이 너무 센 상대를 만나면 싸워보지도 못하고 도망갑니다. 닭의 싸움에 구경꾼들이 고함을 지릅니다.

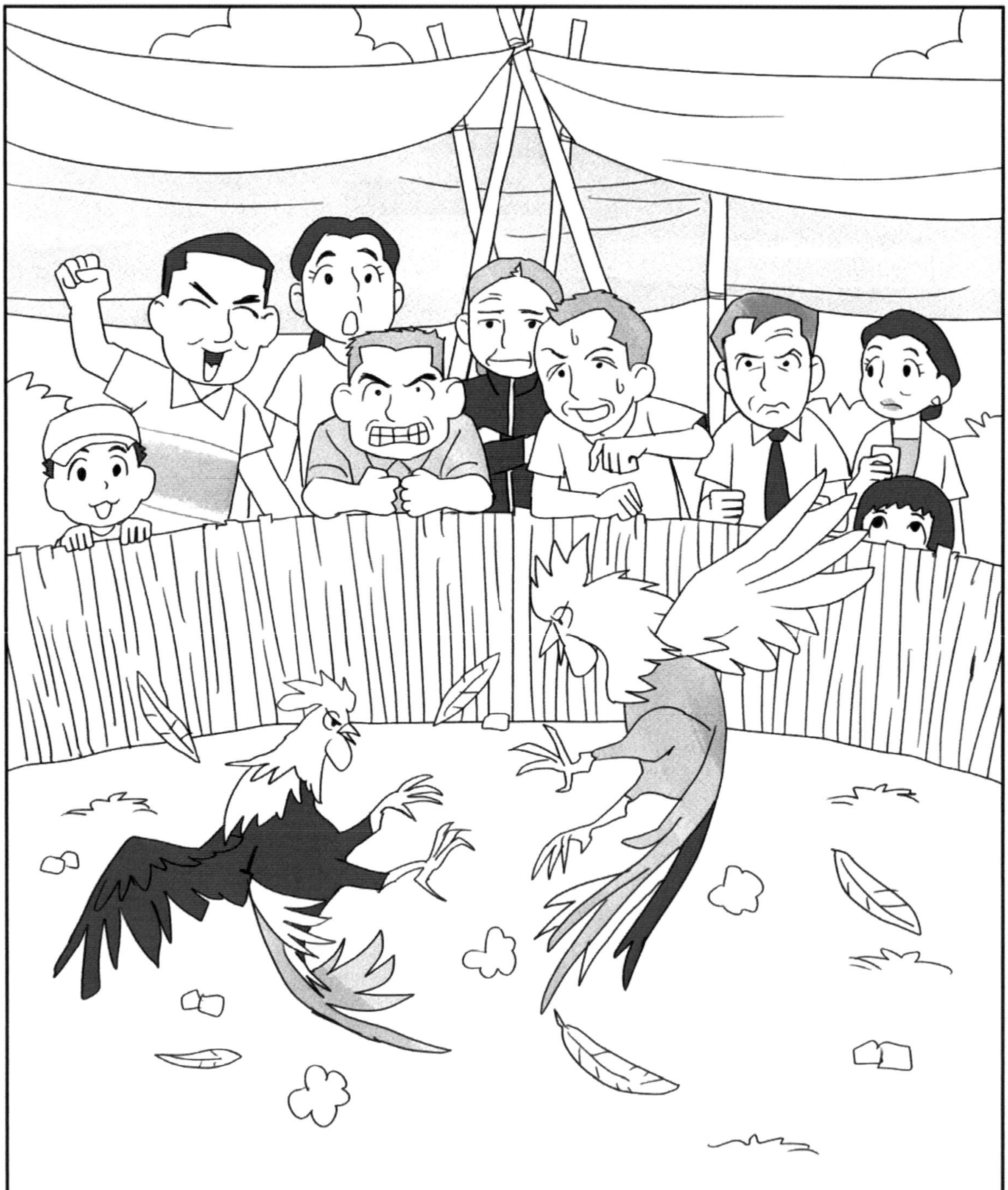

(　　　　)년 (　　)월 (　　)일　(이름:　　　　　　　)

아래 그림은 왼쪽의 그림과 다른 부분이 **11개** 있습니다.
그것을 찾아서 동그라미 표시를 하세요.
다른 그림 찾기가 끝난 후에는 왼쪽 그림에 원하는 색을 칠해보세요.

닭을 서로 싸우게 하여 승부를 겨루는 것도 닭싸움이지만, 사람이 한쪽 다리를 손으로 잡고 외다리로 뛰면서 상대를 밀어 넘어뜨리는 놀이도 닭싸움이라고 합니다.

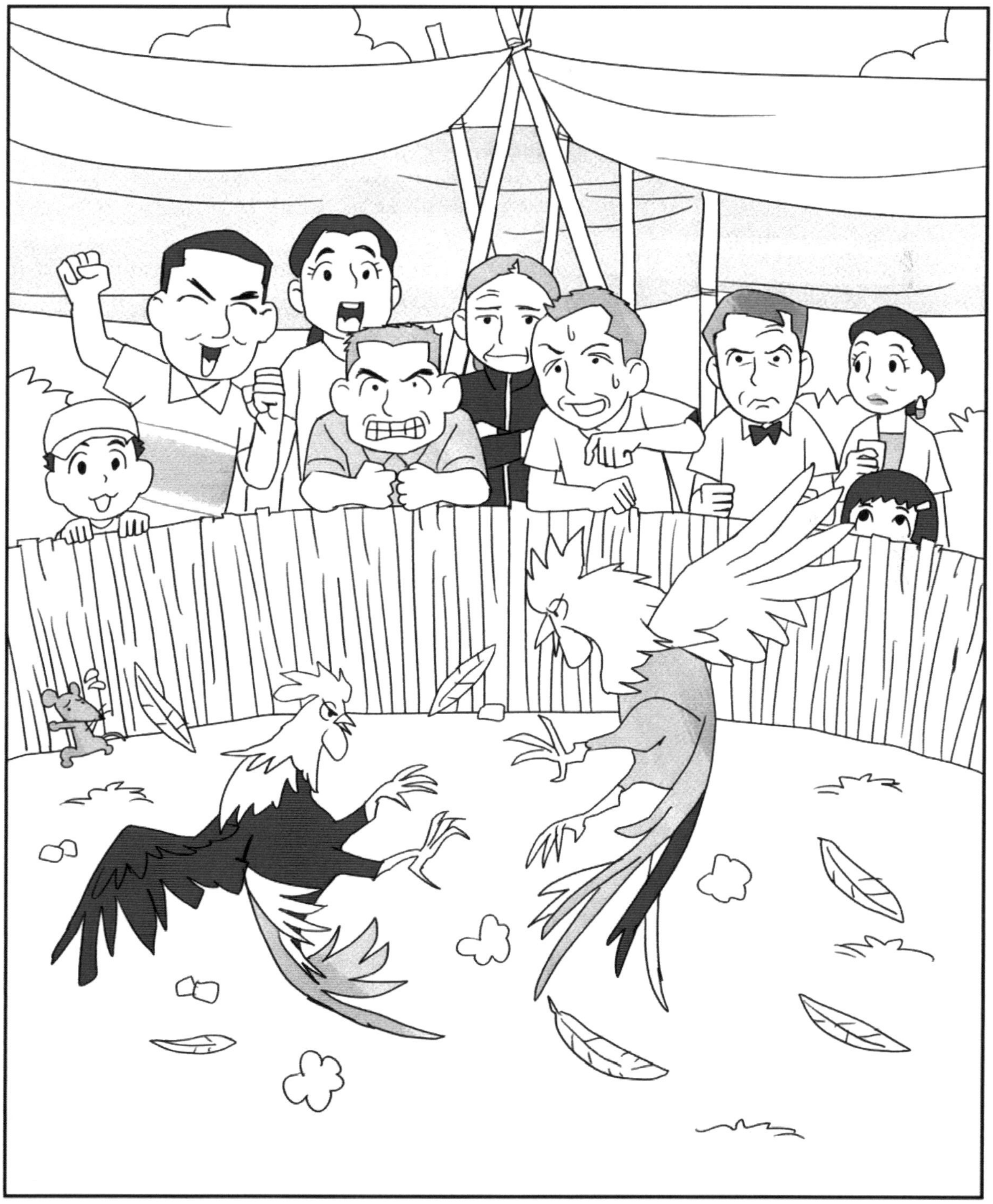

29

마상재

마상재는 달리는 말 위에서 펼치는 여러 가지 곡예를 말합니다. 우리 민족을 기마 민족이라고도 합니다. 만주벌판을 달리던 개마무사는 고구려를 지킨 훌륭한 군인이었습니다. 그러한 전통을 이어받아 말 위에서 펼치는 다양한 기예를 전통으로 이어오고 있습니다. 빠르게 달리는 말 위에서 한 발로 서서 펼치는 기예를 보니 간담이 서늘해집니다.

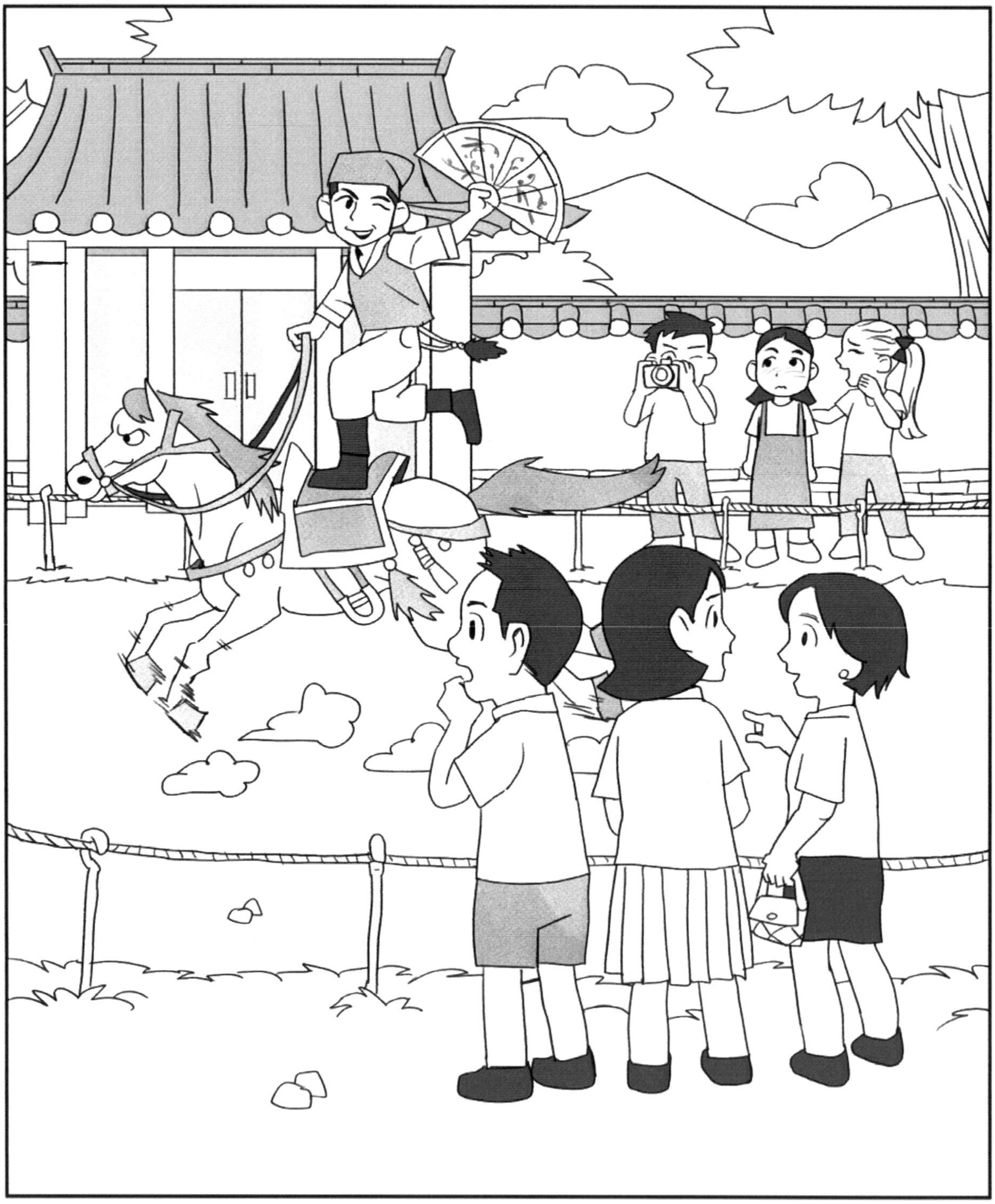

(　　　)년 (　　)월 (　　)일 (이름 :　　　　　　)

아래 그림은 왼쪽의 그림과 다른 부분이 **10개** 있습니다.
그것을 찾아서 동그라미 표시를 하세요.
다른 그림 찾기가 끝난 후에는 왼쪽 그림에 원하는 색을 칠해보세요.

달리는 말을 타고 그 위에서 재주를 부리는 것을 무엇이라 할까요?

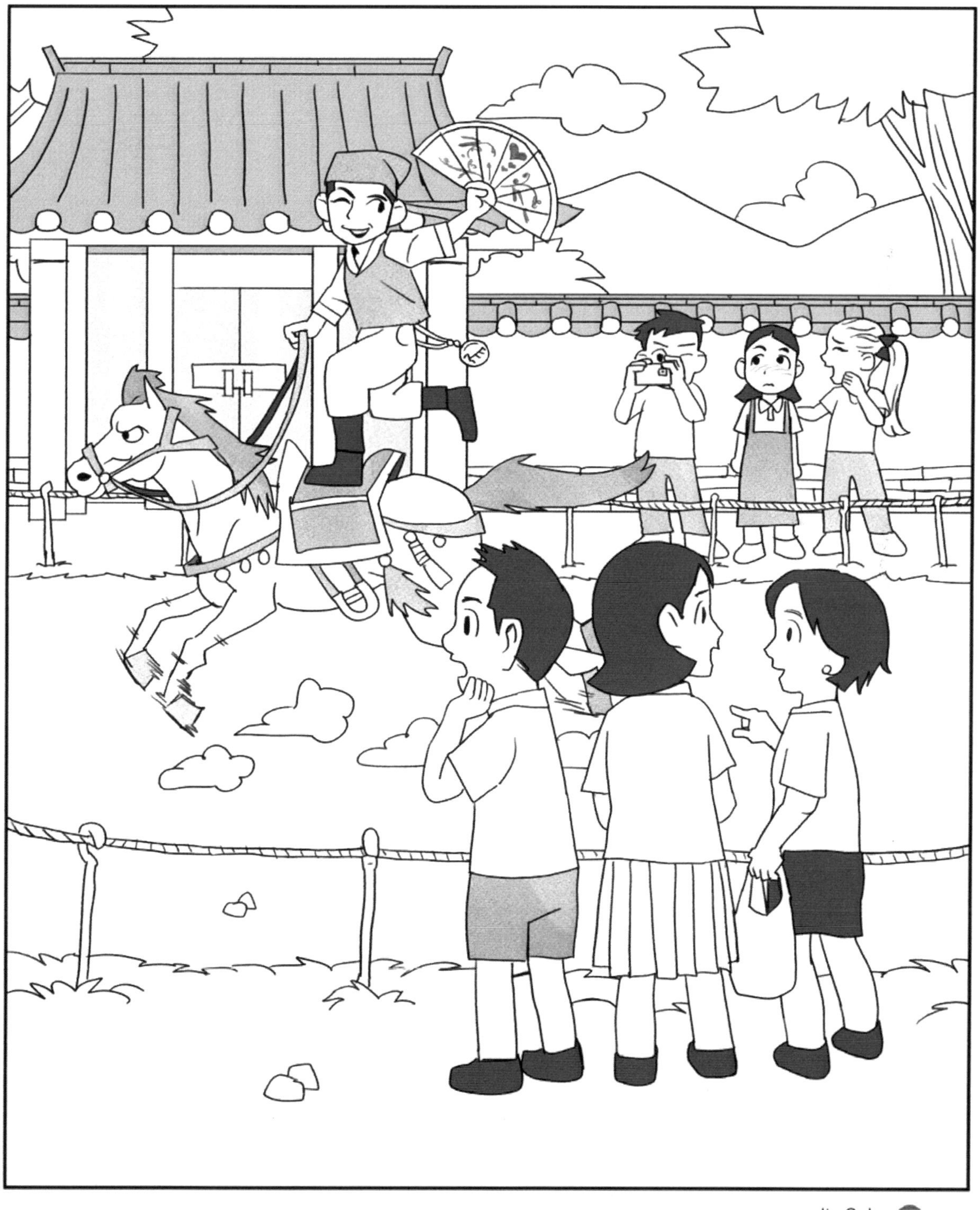

답 마상재

30

줄타기

줄광대나 줄꾼이 줄 위를 이리저리 걸어 다니며 여러 가지 재주를 보이는 놀이로, 2011년 유네스코 세계 무형 유산으로 지정되었습니다. 줄타기는 마을의 공터나 장마당에서 주로 펼쳐지는데 외줄 위에서 줄광대가 뛰고, 달리고, 돌고 하는 것을 보면 절로 감탄사가 나옵니다. 외국 관광객들이 줄꾼의 재주에 깜짝 놀라고 있습니다.

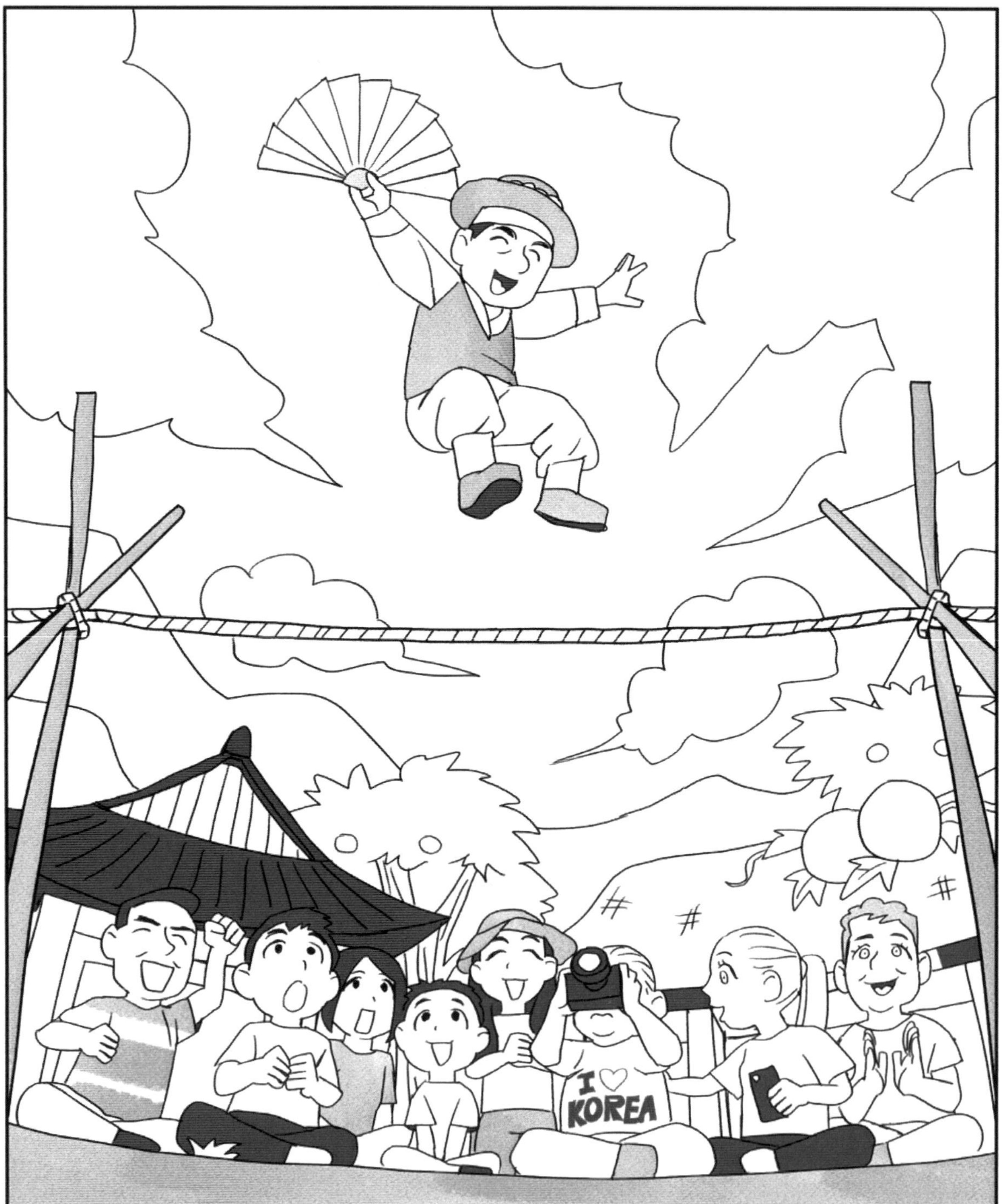

(　　　　)년 (　　)월 (　　)일　(이름 :　　　　　　　)

아래 그림은 왼쪽의 그림과 다른 부분이 **11개** 있습니다.
그것을 찾아서 동그라미 표시를 하세요.
다른 그림 찾기가 끝난 후에는 왼쪽 그림에 원하는 색을 칠해보세요.

외줄 위에서 뛰고, 걷고, 구르고 하며 재주를 부리는 사람을 무엇이라 할까요?

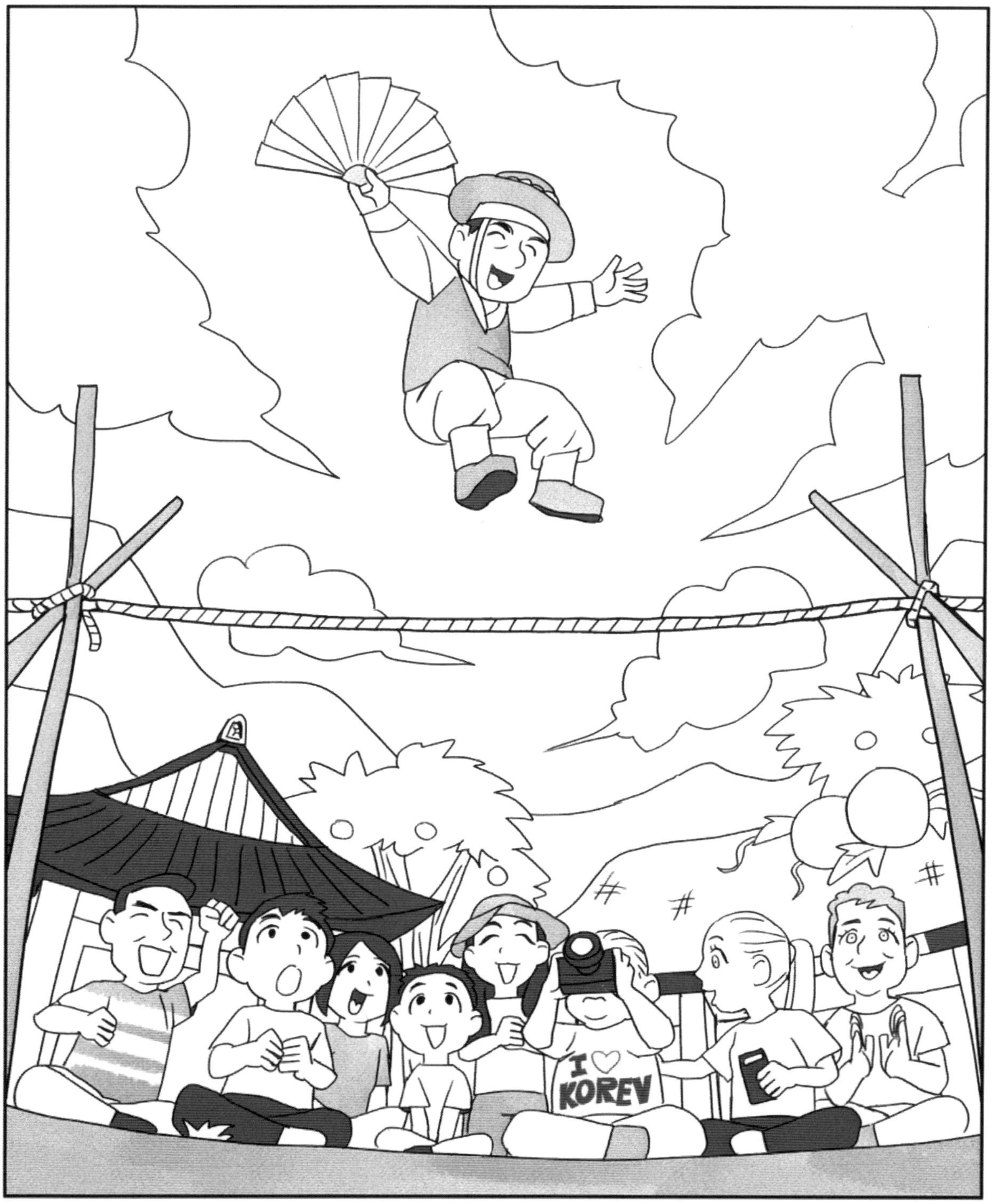

답 줄타기, 줄꾼

31

마당놀이

넓은 공터 마당에서 행하는 민속놀이를 말합니다. 마당이라는 장소를 놀이의 이름으로 붙여 고전을 각색한 내용과 국악이 어우러진 연극으로, 그때그때 다루는 주제에 따라 전혀 다른 마당놀이극이 됩니다. 대부분 풍자와 해학으로 보는 이를 포복절도하게 만듭니다. 마당놀이극의 대모로 유명한 배우 김성녀 님이 펼치는 마당놀이는 늘 인산인해를 이룹니다.

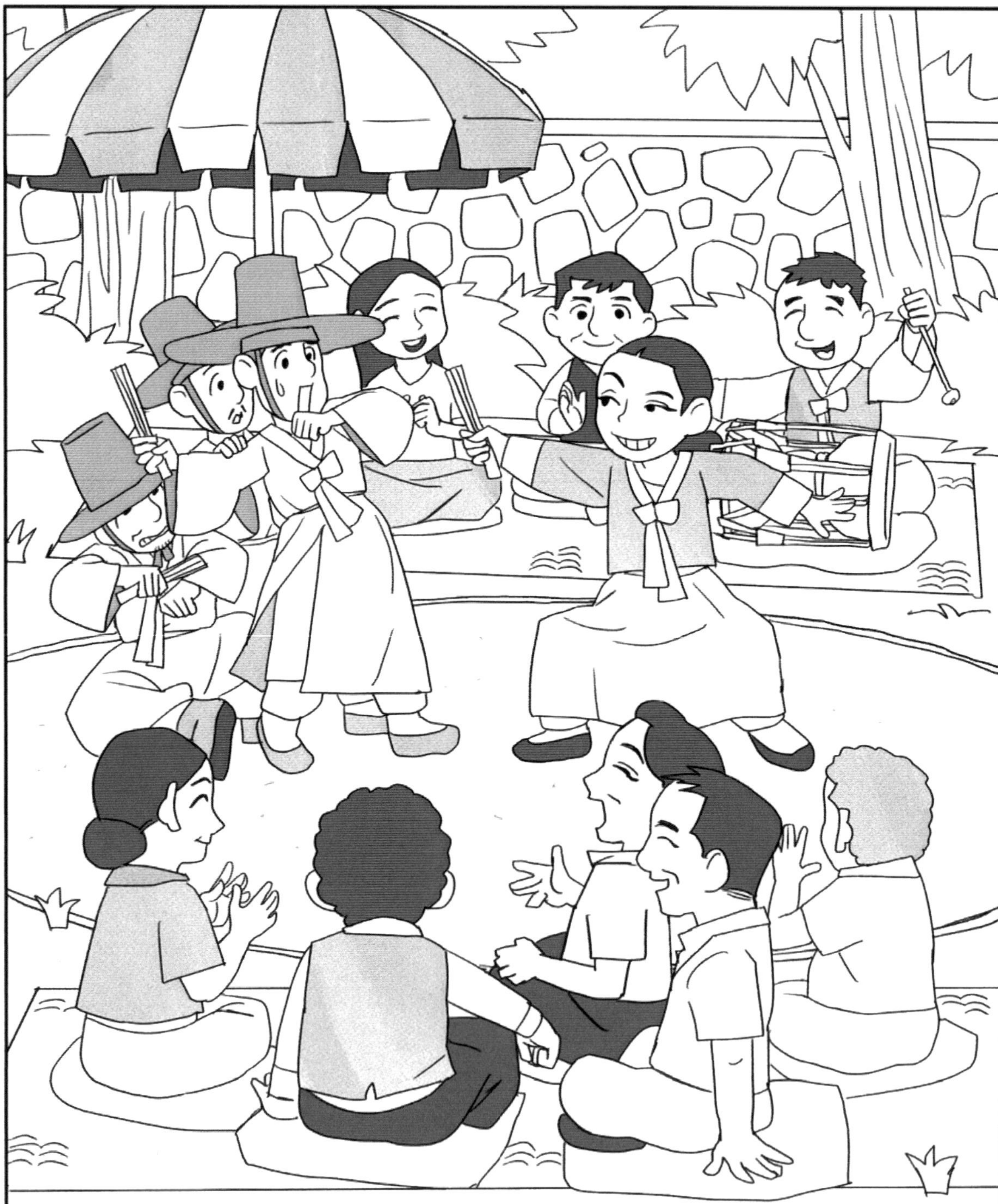

(　　　)년 (　　)월 (　　)일　(이름:　　　　　　)

아래 그림은 왼쪽의 그림과 다른 부분이 **11개** 있습니다.
그것을 찾아서 동그라미 표시를 하세요.
다른 그림 찾기가 끝난 후에는 왼쪽 그림에 원하는 색을 칠해보세요.

TV에서 명절 등 특별한 날에 마당놀이를 방영하는데, 직접 본 적이 있거나 알고 있는 마당극을 이야기해 보세요.

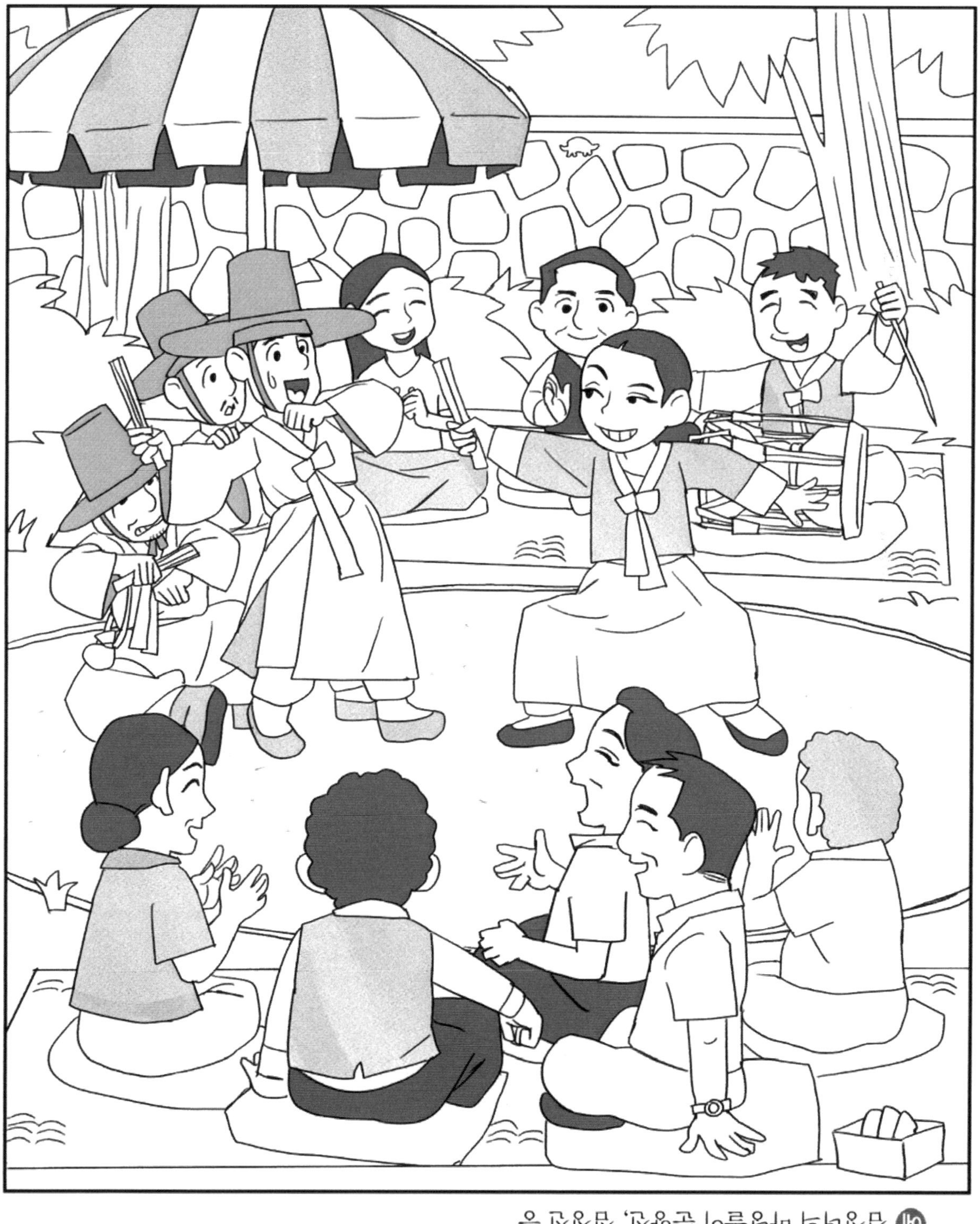

예 김성녀의 마당놀이 춘향전, 심청전 등

32

사당패

사당패는 조선후기 유랑 극단의 하나입니다. 자연재해 등으로 인해 살기가 힘들어 살던 곳을 떠난 사람들이 여기저기 돌아다니며 노래와 춤, 재주 등을 팔았습니다. 마을에 사당패가 들어오면 온 동네가 들썩들썩했지요. 요즘 케이-팝이 세계적인 인기를 끌고 있는데 우리민족은 원래부터 노래와 춤에 대단히 뛰어났습니다.

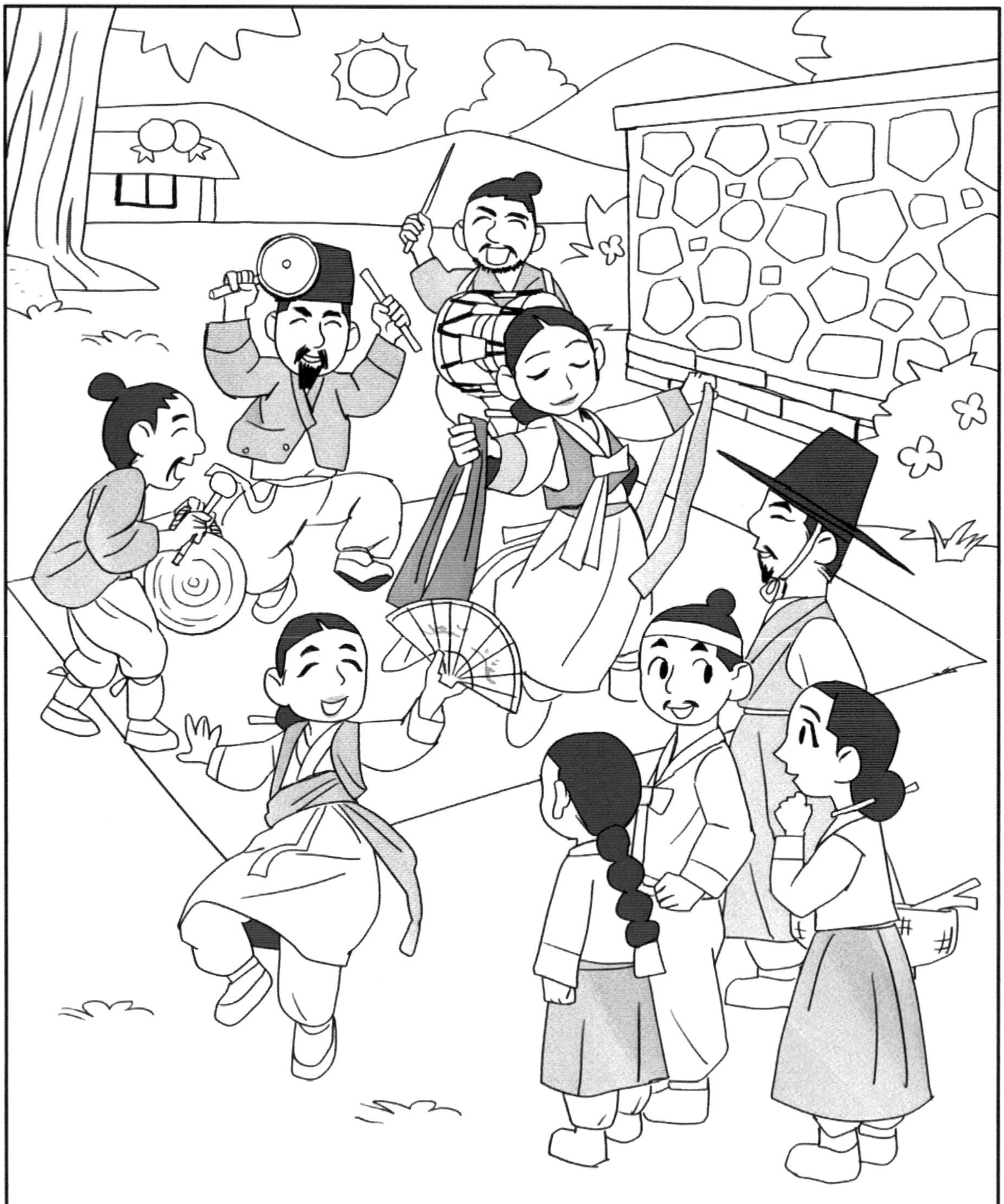

( )년 ( )월 ( )일 (이름:)

아래 그림은 왼쪽의 그림과 다른 부분이 **11개** 있습니다.
그것을 찾아서 동그라미 표시를 하세요.
다른 그림 찾기가 끝난 후에는 왼쪽 그림에 원하는 색을 칠해보세요.

여러 동네를 돌아다니며 예능을 보여주고 곡식을 얻어 가는 예인 집단을 무엇이라고 하나요?

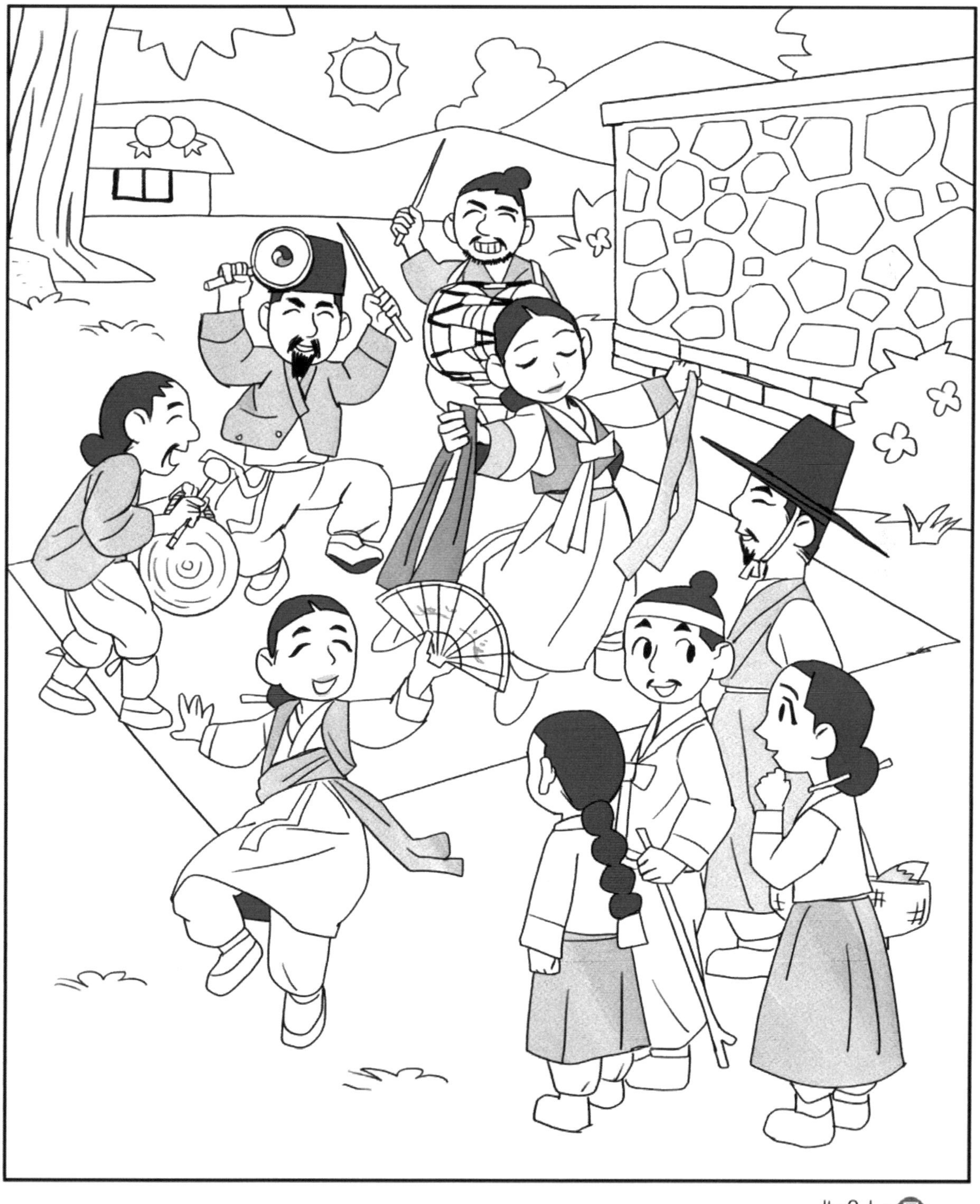

답 사당패

33

각설이

각설이는 이집 저집을 돌아다니며 타령하고 음식 등 먹거리를 얻어가는 사람을 말하는데, 각설이가 타령하며 동네를 돌면 온 동네 아이들이 뒤를 따라다니며 각설이를 놀리기도 하고, 각설이가 주먹이라도 쥐면 후다닥 도망치기도 했습니다.

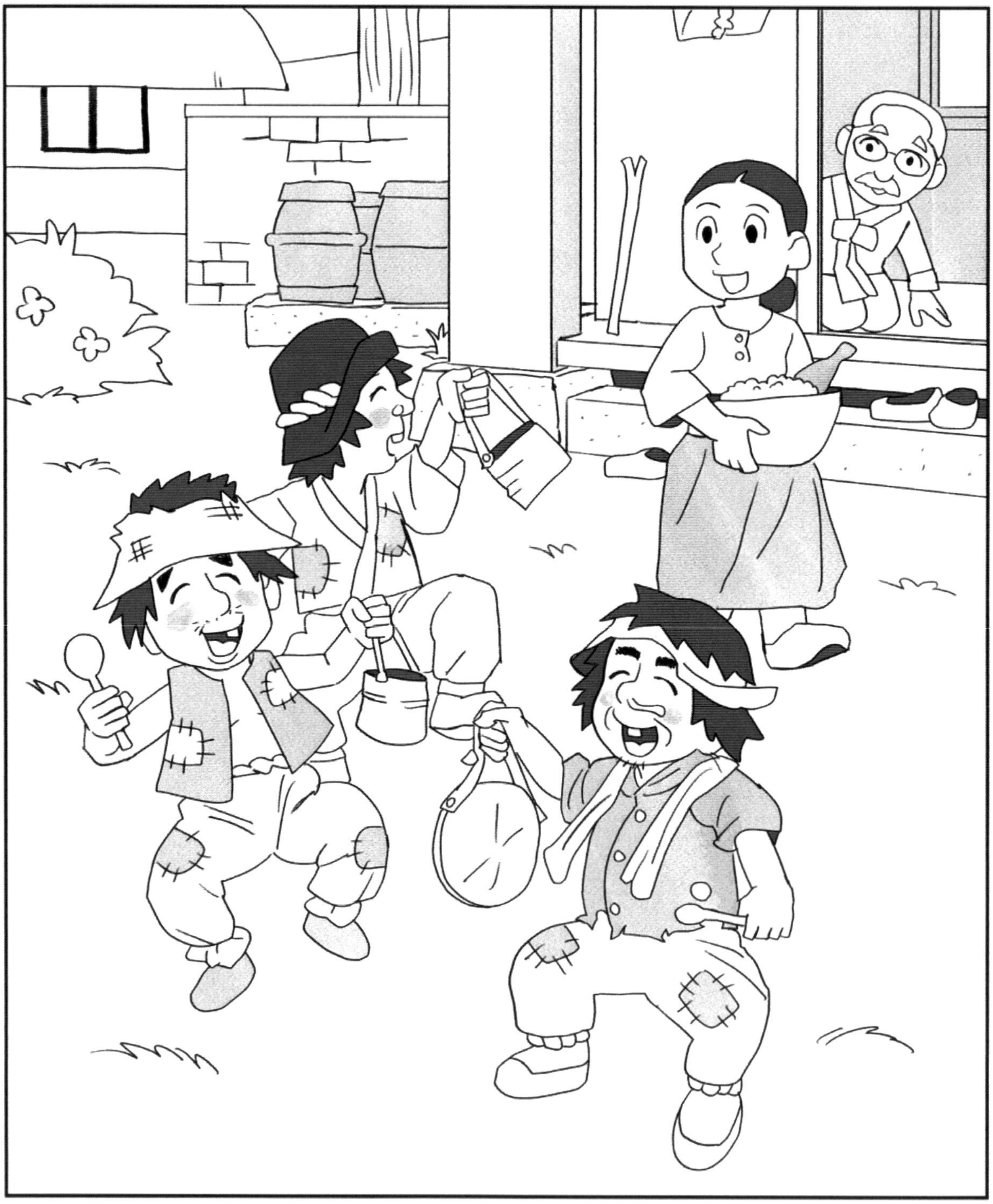

(　　　　)년 (　　　)월 (　　　)일　(이름 :　　　　　　　　　)

아래 그림은 왼쪽의 그림과 다른 부분이 **11개** 있습니다.
그것을 찾아서 동그라미 표시를 하세요.
다른 그림 찾기가 끝난 후에는 왼쪽 그림에 원하는 색을 칠해보세요.

요즘은 가게 개업 시 손님을 끌기 위해 이벤트를 하거나, 큰 장터에 가면 각설이 타령을 볼 수 있습니다. 각설이 타령을 실제로 본 적이 있나요?

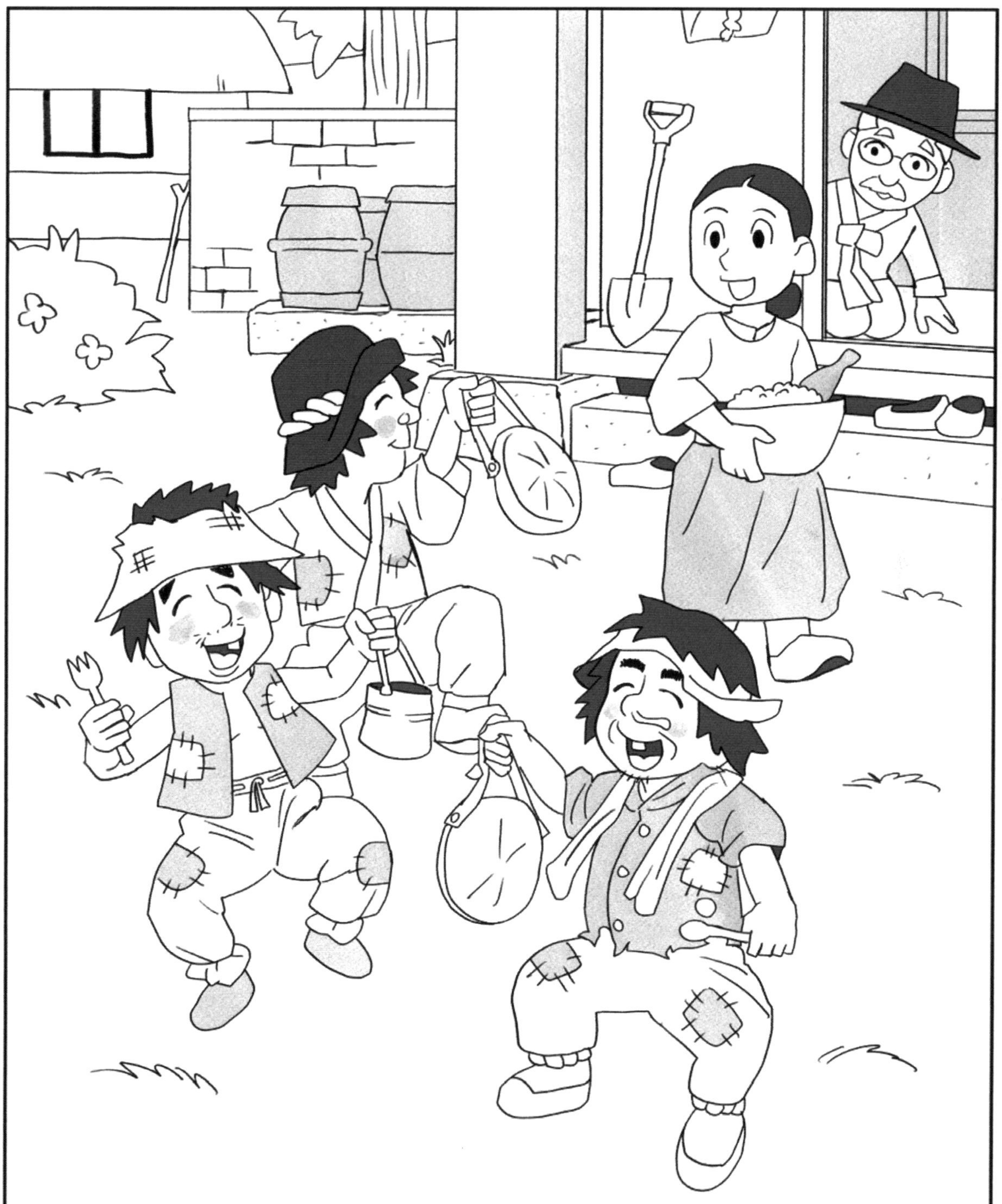

34

지신밟기

정월 대보름을 전후하여 사람들이 농악대를 앞세우고 집집마다 돌며 집터를 지켜 준다는 지신(地神)에게 고사를 올리고 풍물을 울리며 축복을 비는 세시 풍속입니다. 집주인은 술상과 음식이나 곡식, 돈으로 이들을 대접합니다.

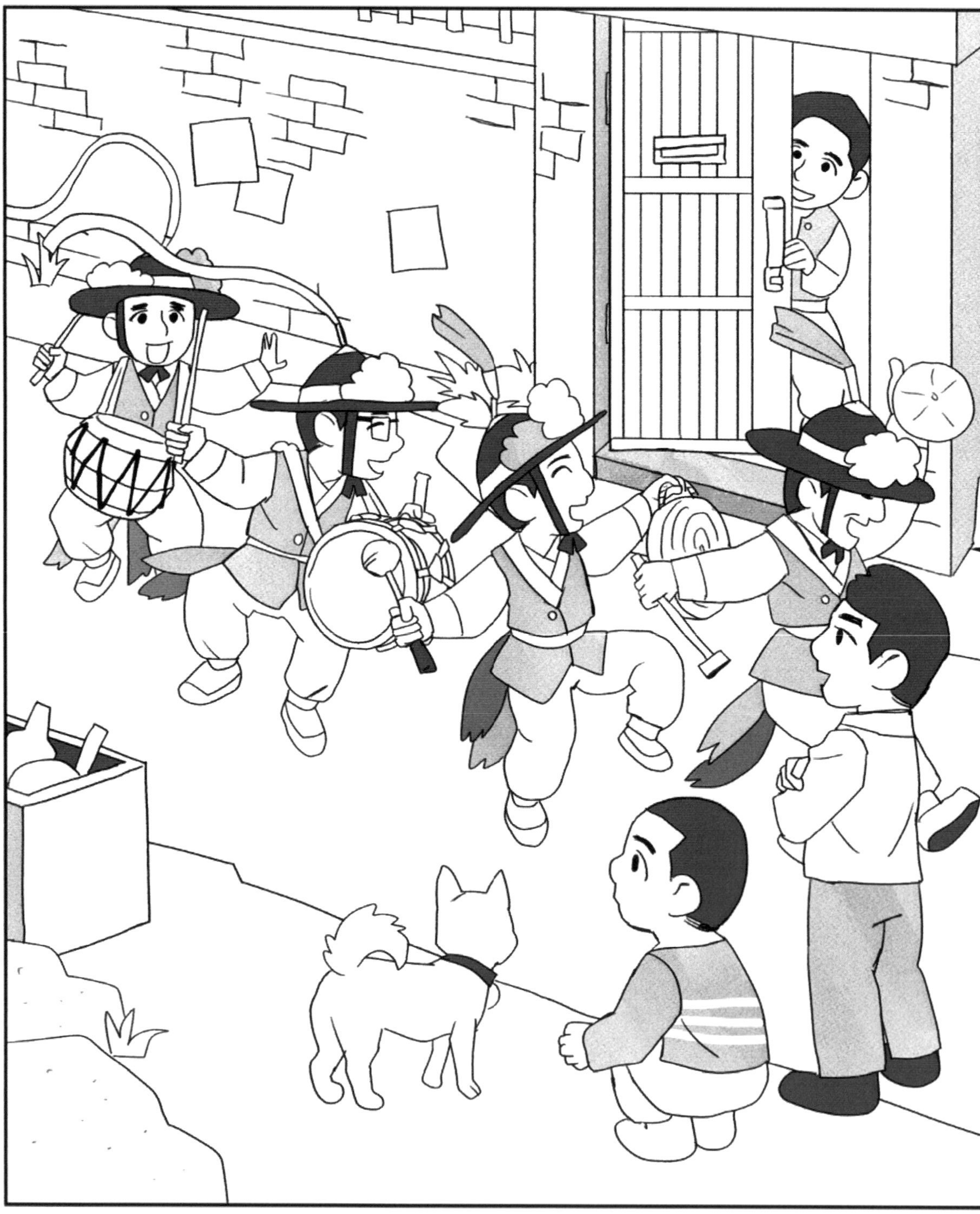

(　　　　)년 (　　)월 (　　)일 (이름:　　　　　　　)

아래 그림은 왼쪽의 그림과 다른 부분이 **11개** 있습니다.
그것을 찾아서 동그라미 표시를 하세요.
다른 그림 찾기가 끝난 후에는 왼쪽 그림에 원하는 색을 칠해보세요.

지신을 밟을 때는 "좋고 좋은 지신아 잡귀(雜鬼) · 잡신(雜神)은 물 아래로, 천행만복(千幸萬福)은 이 집으로!"라고 소리치면서 그 집의 마당과 부엌 또는 광에서 밟고 걸으며 춤을 춥니다.

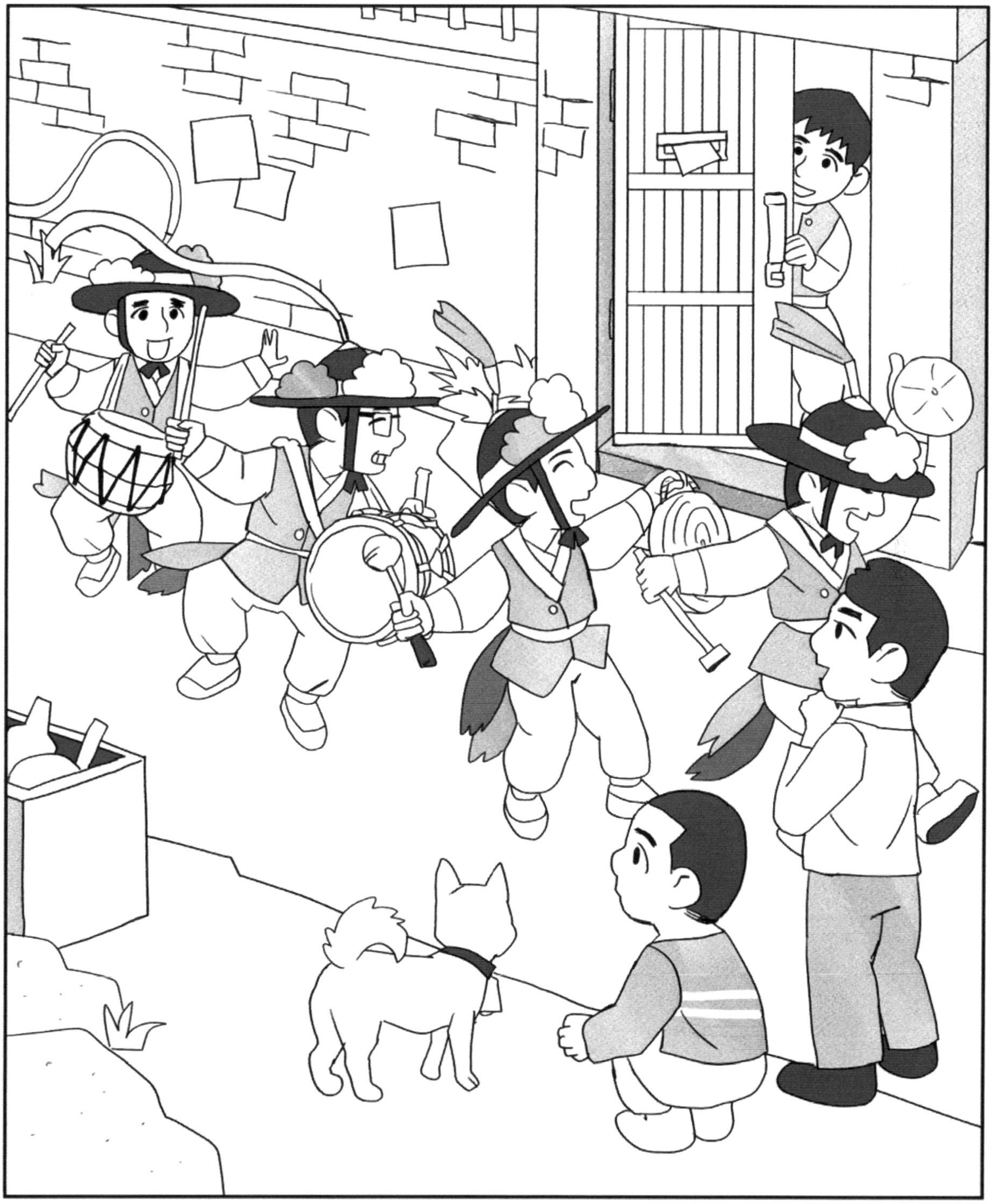

1. 부럼 깨기(7개)

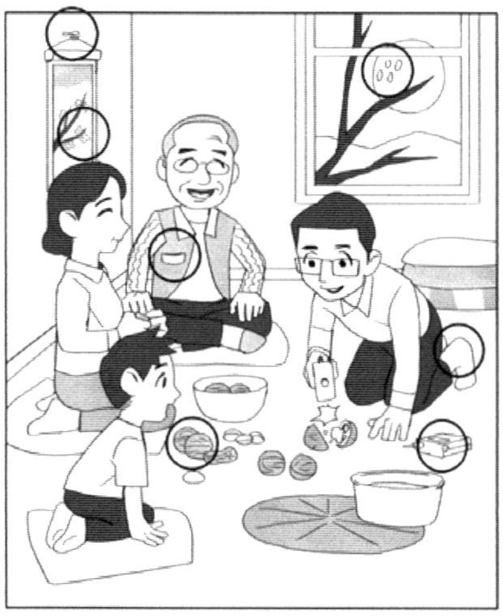

2. 장유유서(7개)

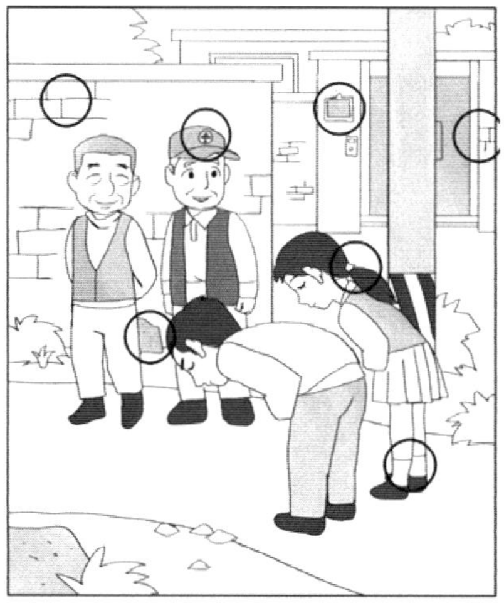

3. 관례와 계례(7개)

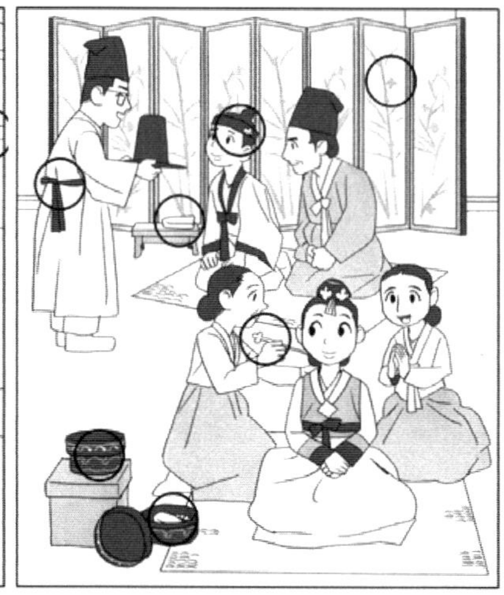

4. 한복(7개)

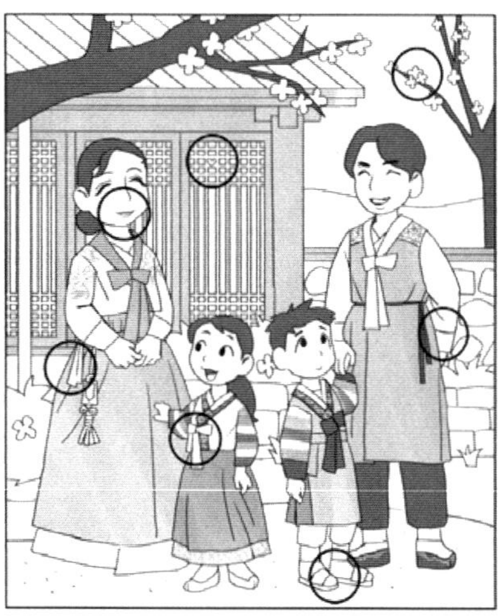

5. 칠기장(8개)

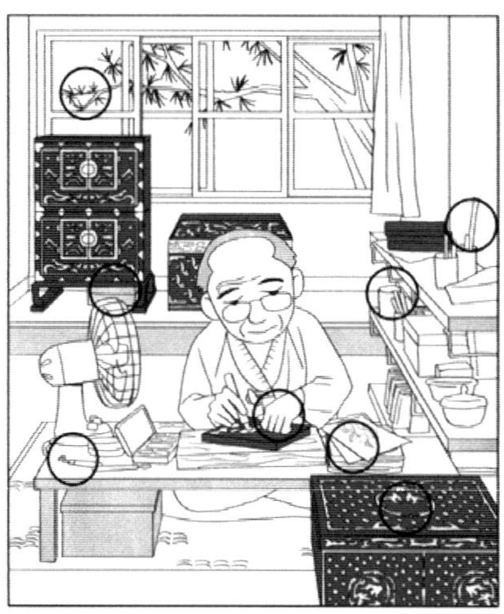

6. 소목장(8개)

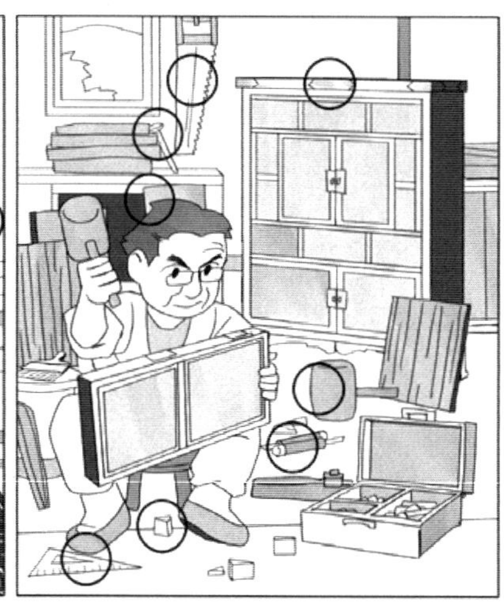

7. 대목장(8개)

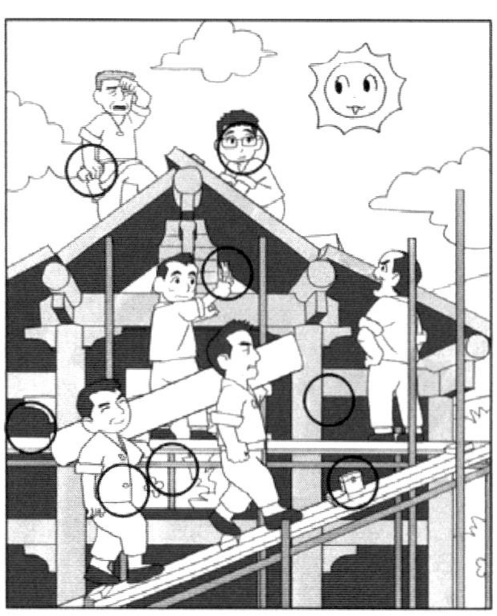

8. 단청장(8개)

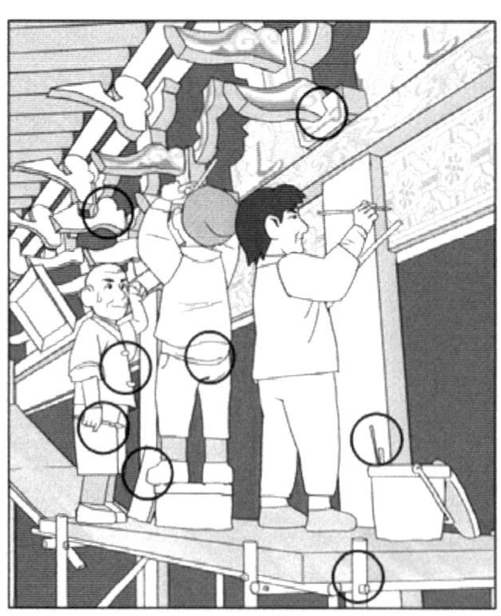

9. 인쇄공(8개)

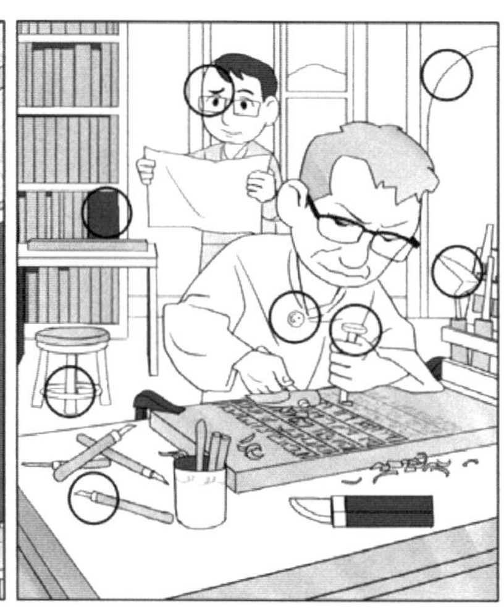

◎정답

• 26~43쪽

10. 유기장(8개)

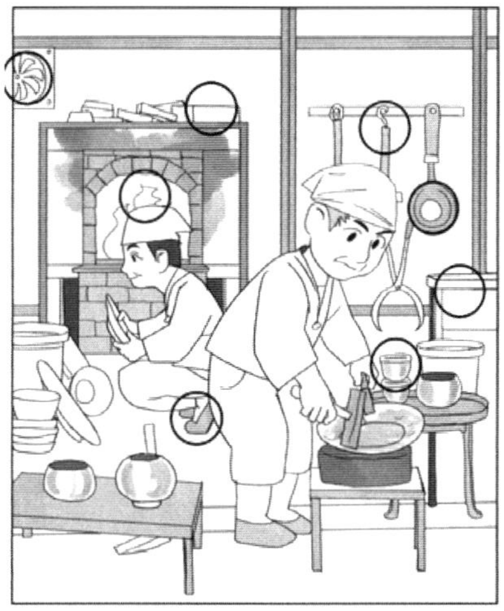

11. 대장장이(8개)

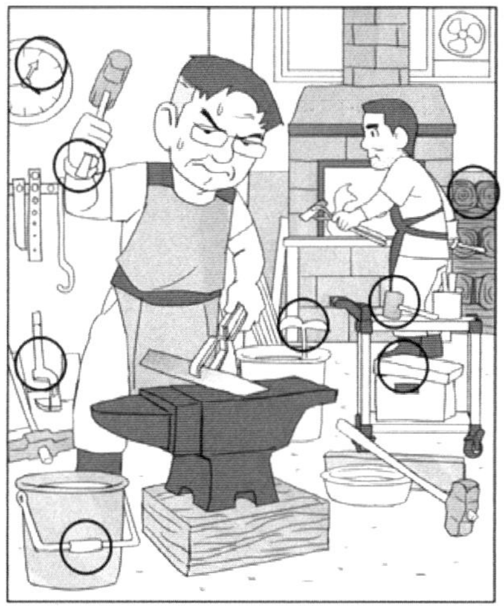

12. 석공(9개)

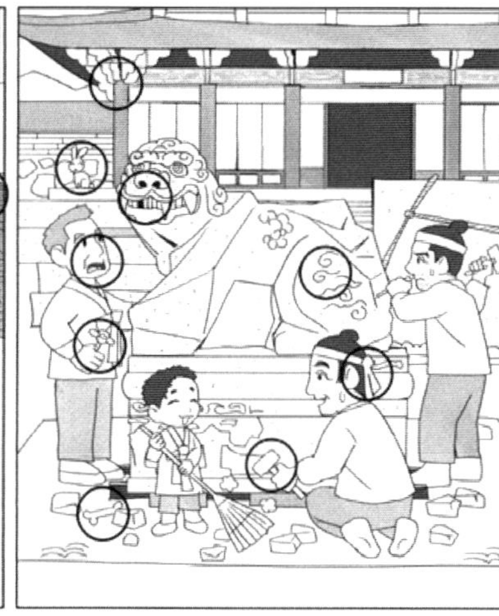

13. 도공(9개)

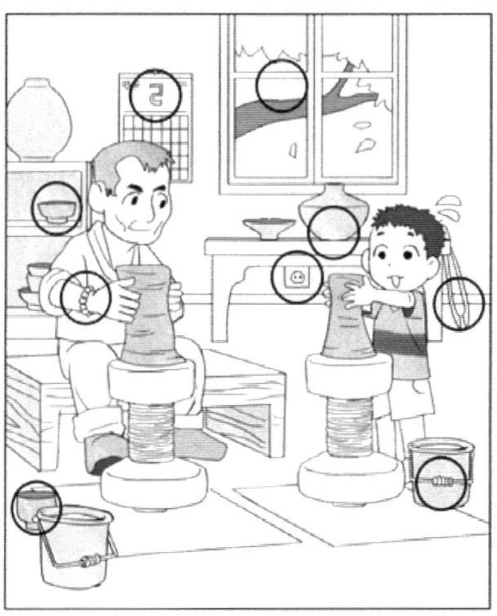

14. 숯가마(9개)

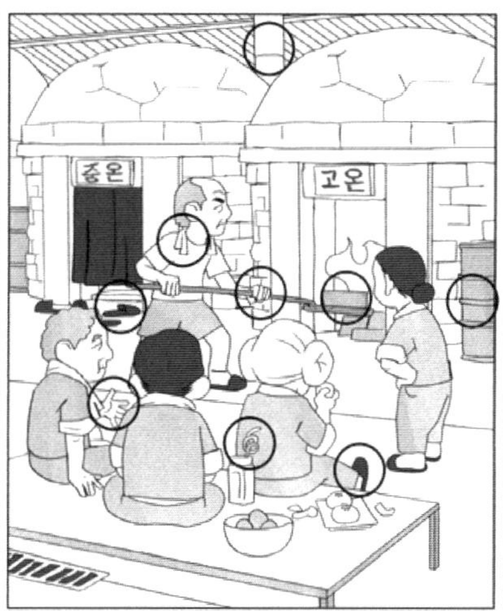

15. 심마니(9개)

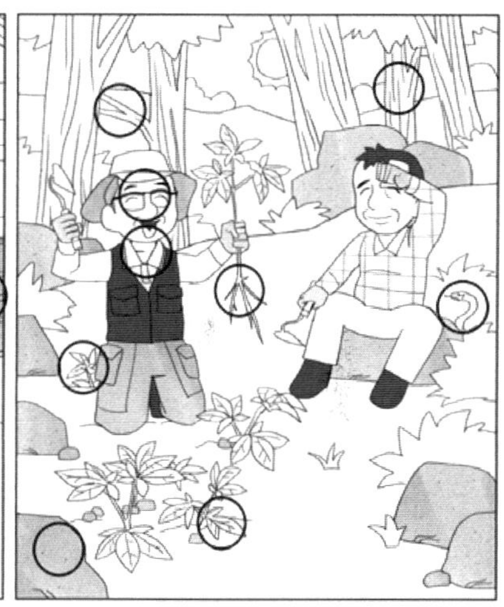

16. 물장수(9개)

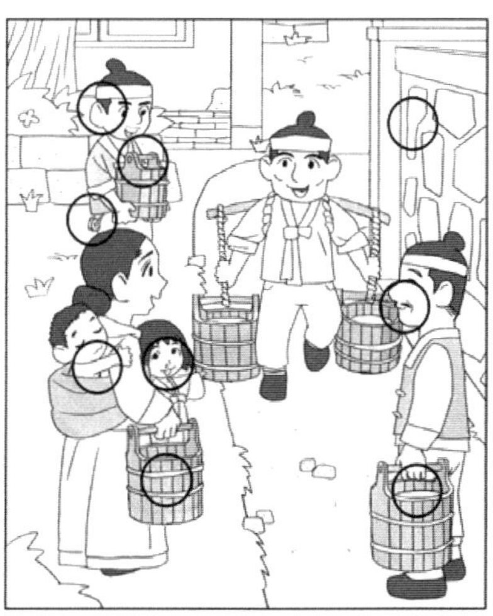

17. 대취타(9개)

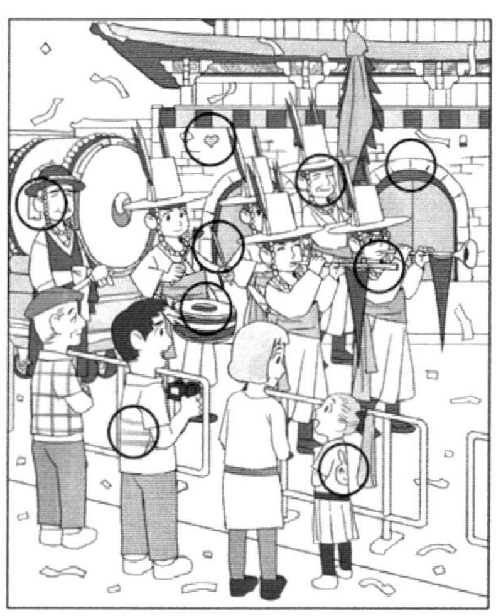

18. 이야기 장사(9개)

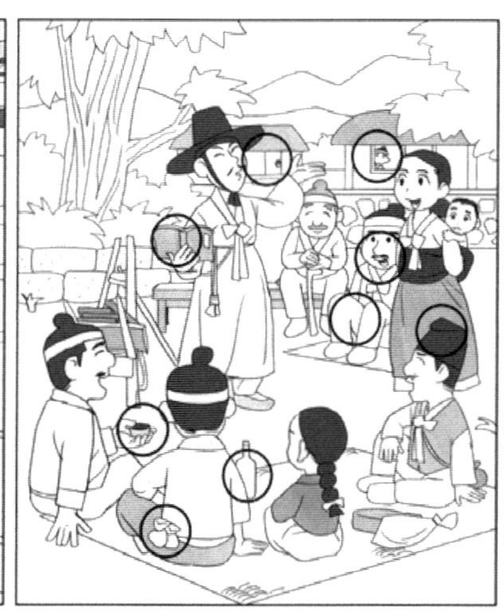

19. 판소리(9개)

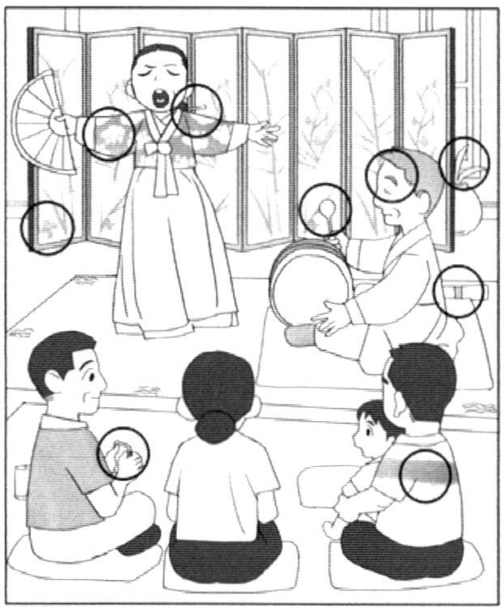

20. 흥부전(10개)

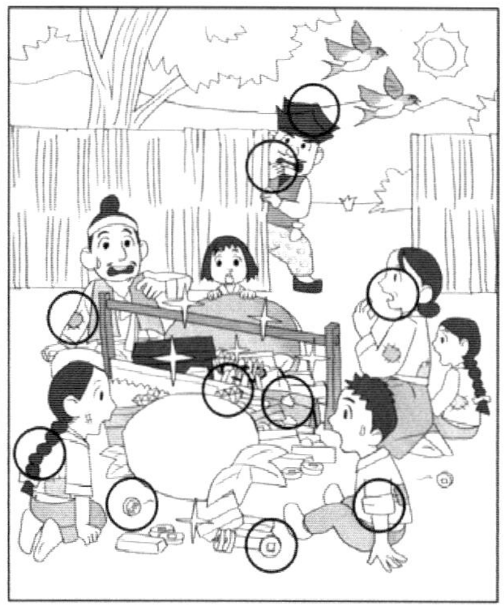

21. 춘향전(10개)

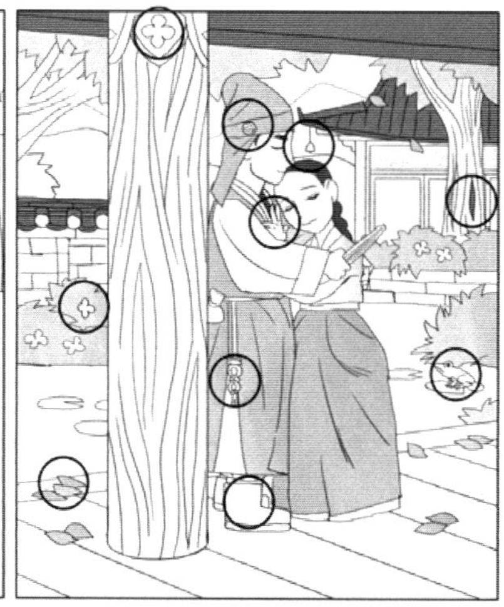

22. 심청전(10개)

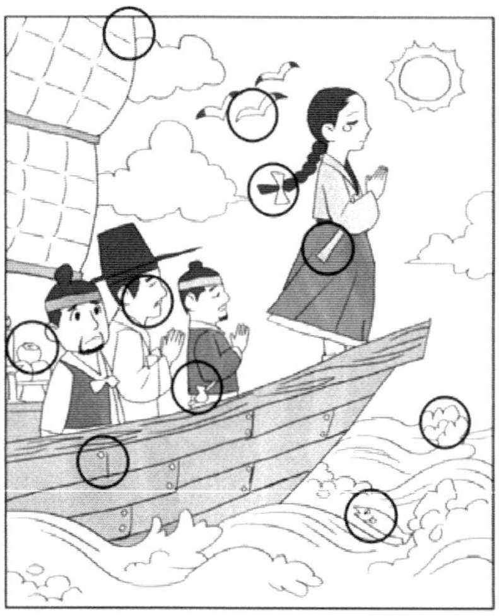

23. 승무(10개)

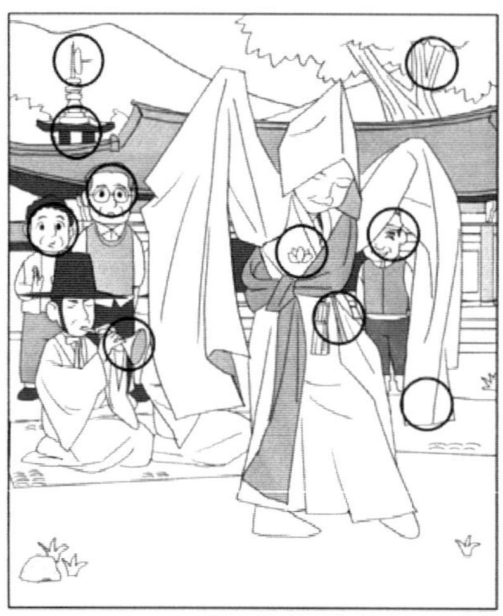

24. 살풀이(10개)

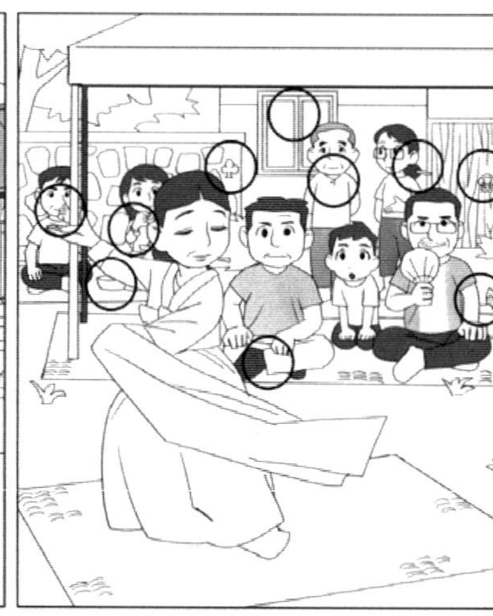

25. 연등제(10개)

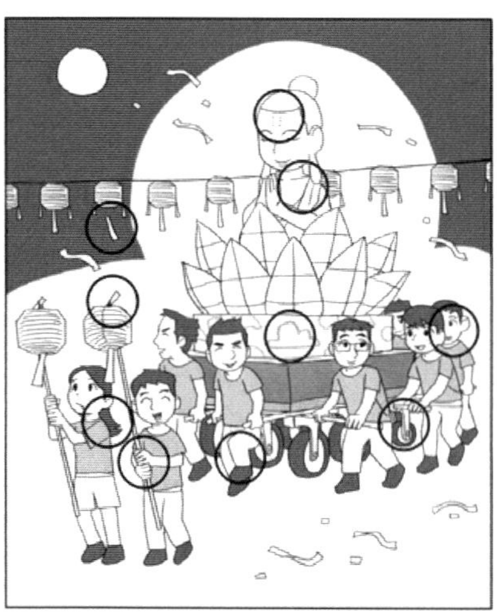

26. 하회별신굿(11개)

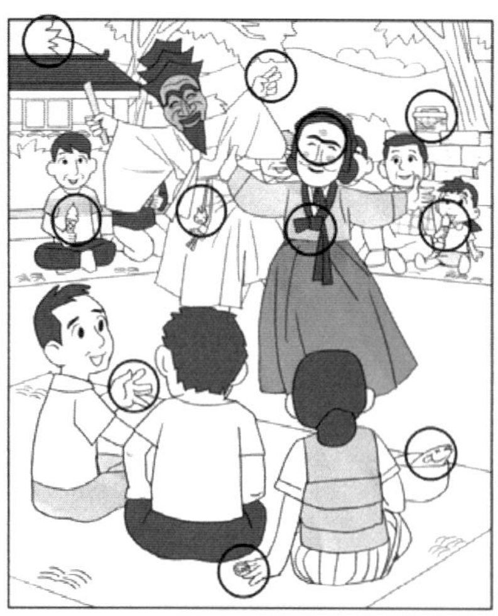

27. 풍어제(11개)

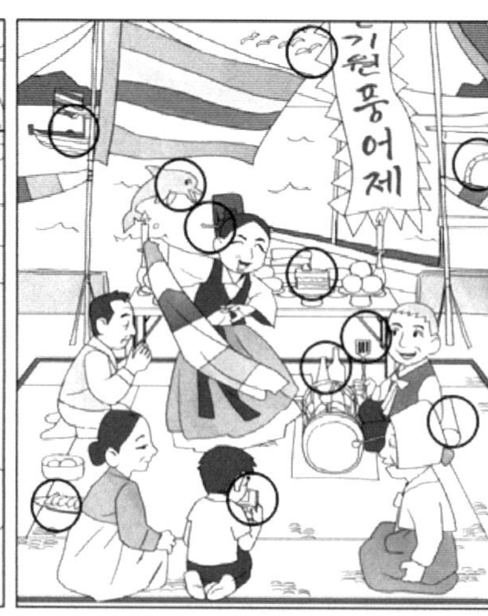

◎정답

• 62~75쪽

28. 닭싸움(11개)

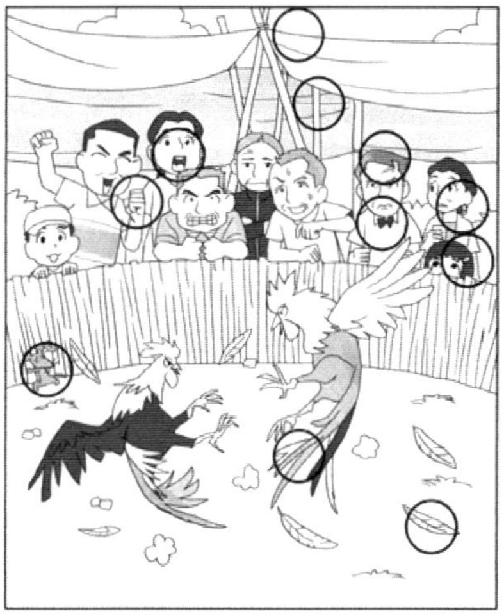

29. 마상재(11개)

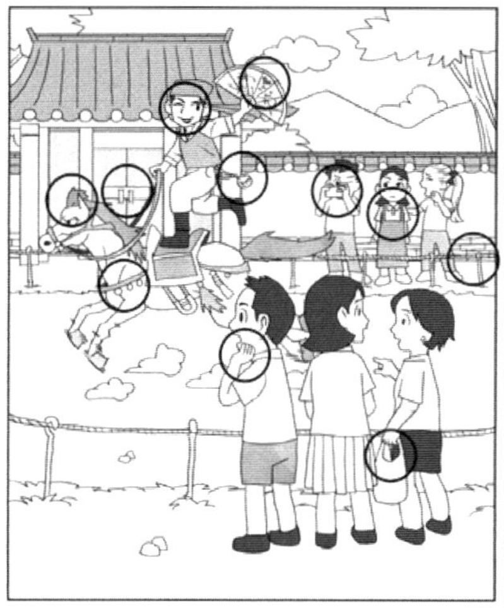

30. 줄타기(11개)

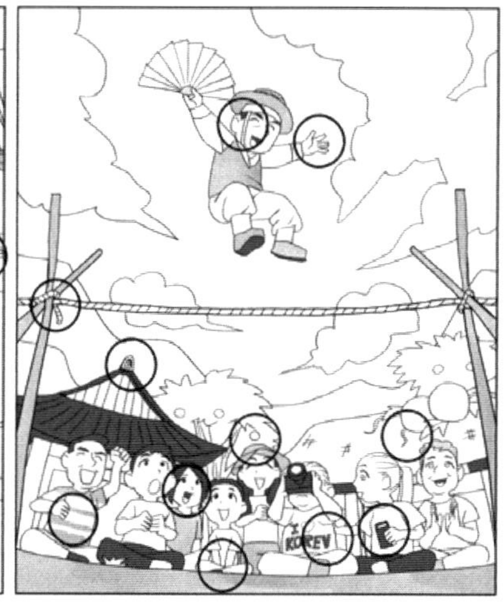

31. 마당놀이(11개)

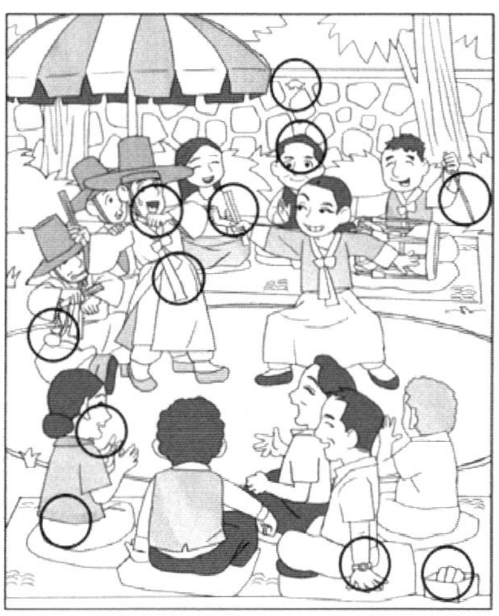

32. 사당패(11개)

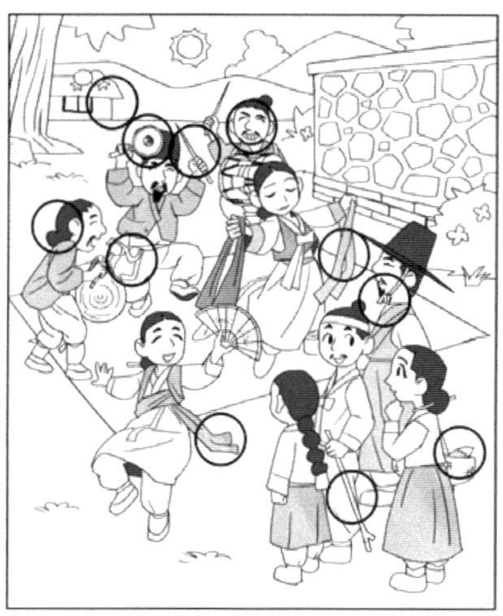

33. 각설이(11개)

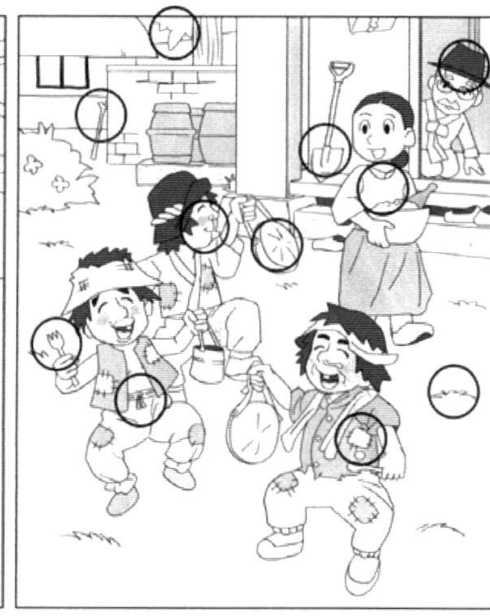

34. 지신밟기(11개)

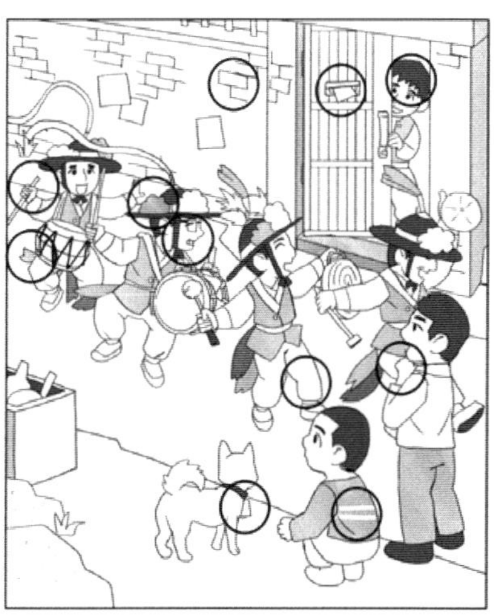

◎ **저자소개**

저자 나윤채 한국장기요양기관지역협회연합 회장
고양시노인장기요양기관협회 회장
일산요양보호사교육원 대표
지극정성요양원 대표

그림 정선보 청강문화산업대학교 웹툰만화콘텐츠 전공

뇌 건강 프로젝트③

다른 그림 찾기 3 - 한국인의 전통문화

2024년 1월 20일 1판 1쇄 발행
2024년 1월 25일 1판 1쇄 발행

저 자 나윤채
그 림 정선보
펴낸이 조재성
펴낸곳 서현사

등 록 2002년 8월 14일 제 03-01392호
주 소 경기도 고양시 일산동구 중앙로 1055번지 레이크하임 206호
전 화 031-919-6643
팩 스 031-912-6643

ISBN 979-11-88986-58-3 94510
979-11-88986-55-2 (세트)

정가 12000원